Dr. med. Guido Ern · Dr. med. Ralf D. Fischbach

Gesunder Schlaf

Dr. med. Guido Ern · Dr. med. Ralf D. Fischbach

Gesunder Schlaf

Endlich wieder gut schlafen

humboldt

Bibliografische Information der Deutschen Nationalbibliothek
Die Deutsche Nationalbibliothek verzeichnet diese Publikation in der Deutschen Nationalbibliografie; detaillierte bibliografische Daten sind im Internet über http://dnb.ddb.de abrufbar.

ISBN 978-3-89994-157-9

Die Autoren: Dr. med. Guido Ern, Jahrgang 1965, seit 2002 Niederlassung als fachärztlich tätiger Internist, Pneumologe, Allergologe und Somnologe in Gelsenkirchen.
Dr. med. Ralf D. Fischbach, Jahrgang 1956, Internist in einer Privatpraxis im Kölner Süden.

Bisher ist dieser Titel bei humboldt erschienen:
Dr. med. Guido Ern, Dr. med. Ralf D. Fischbach:
Der Allergien-Ratgeber. ISBN 978-3-89994-158-6

Bildnachweis:
Adam Borkowski 96, Adam Przezak 74, amandare 140, Andreas Hoba 49, CatPaty13 82, corinne matusiak 66, cryssfotos 32, Danielle Bonardelle 14, Dumitrescu Ciprian-Florin 13, Fatman73 97, Jane 88, Louise Frank 45, Mariusz Blach 30, Marja Flick-Buijs 111, Oleg Kozlov 79, Pavel Losevsky 36, Radu Razvan 63, TIPO 119, Vadim Andrushchenko 134, Wollwerth Imagery 16

Ein Imprint der Schlüterschen Verlagsgesellschaft mbh & Co. KG,
Hans-Böckler-Allee 7, 30173 Hannover
www.schluetersche.de
www.humboldt.de

Lektorat:	Ingrid Hilgers, Hannover
Covergestaltung:	DSP Zeitgeist GmbH, Ettlingen
Innengestaltung:	akuSatz Andrea Kunkel, Stuttgart
Titelfoto:	getty images
Satz:	PER Medien+Marketing GmbH, Braunschweig
Druck:	Grafisches Centrum Cuno GmbH & Co. KG, Calbe

Inhalt

Vorwort

Liebe Leserin, lieber Leser,

Schlaf ist mehr als nur ein einfaches Pausieren des Körpers. Schlaf ist ein aktiver Prozess, den der schlafende Mensch jedoch nicht wahrnimmt. Wir kennen Situationen, in denen wir nachts wach werden und uns an eine gerade geträumte Szene erinnern (meist nur kurz) oder nicht sicher sind, ob das Geträumte nicht doch real war.

Der Schlaf ist unverzichtbar für die physische und psychische Erholung des Organismus. Wie bedeutsam ein gesunder Schlaf ist, wird uns erst bewusst, wenn er sich nicht einstellen will oder unterbrochen wird. Nicht nur die Konzentration und die Gedächtnisfunktion, auch Stimmung und körperliche Belastbarkeit lassen nach, die Unfallgefährdung am Tage nimmt zu. Beispielsweise beim sogenannten Schlafapnoe-Syndrom. Lange bleibt den Betroffenen der Zusammenhang zwischen Schlafstörung und fehlender Leistungsfähigkeit am Tage verborgen. Häufig schickt erst der Partner den Betroffenen zum Arzt, nicht aufgrund der Tagesmüdigkeit, sondern wegen Schnarchens und nächtlicher Erstickungssymptomatik beim Aussetzen der Atmung.

Dieses Buch befasst sich im ersten Teil mit den Grundlagen der Schlafforschung, ohne die ein Verständnis der Schlafstörungen nicht möglich ist. Es offenbart dem Leser eine immense Anzahl interessanter Aspekte des Schlafes. Im Anschluss werden die diagnostischen Maßnahmen vorgestellt und schlussendlich die einzelnen Krankheitsbilder ausführlich besprochen. Dieses Werk kann und soll den medizinischen Rat eines Spezialisten nicht ersetzen. Vielmehr werden Zusammenhänge aufgezeigt und zahlreiche praktische Ratschläge gegeben, die einen ruhigen sowie erholsamen Schlaf ermöglichen.

Dr. med. Guido Ern
Dr. med. Ralf D. Fischbach

Der Schlaf im Wandel der Zeit

Schlaf ist ein veränderter Bewusstseinszustand, der einige Stunden andauert und bei dem wir die Sinne nicht mehr bewusst wahrnehmen. Für viele ist Schlaf selbstverständlich, und erst bei Störungen wird Schlaf bewusst, wird er zum „Problem". In der jüngeren Zeit wird Schlaf auch für die Wissenschaft immer interessanter. Neue Erkenntnisse ermöglichen Antworten auf Fragen über seine Entstehung und seinen Sinn, die die Menschen seit Jahrhunderten beschäftigt haben. Die Schlafforschung steht im Zusammenhang mit vielen verschiedenen Wissensgebieten.

Vom schlafenden Menschen

Der Mensch schläft ein Drittel seines Lebens. Dabei ist Schlaf ein aktiver Prozess, der der Regeneration und Wiederherstellung des Körpers dient. Müdigkeit und das Bedürfnis zu schlafen sind ein automatischer Prozess und erfolgen wie das Aufwachen und sich wach fühlen von selbst.
Nicht ein einziger Stoff, wie lange Zeit angenommen, sondern viele verschiedene bewirken Schlaf und Müdigkeit. Sie werden im Hirnstamm ausgeschüttet und aktivieren die spezifischen Nervenzellen, die für Müdigkeit und Einschlafen verantwortlich sind. Doch nicht nur diese Stoffe im Gehirn, sondern auch ein gewisser Schlaf-Wach-Rhythmus steuern den Schlaf. Versuchspersonen, die keine Zeitinformationen besaßen, wurden regelmäßig müde, gingen schlafen und wachten regelmäßig wieder auf. Der Ablauf pegelte sich auf 25 Stunden ein. Diese Versuche beweisen, dass der Schlaf-Wach-Rhythmus nicht durch äußere Einflüsse wie Alltag und Tagesablauf gesteuert wird, sondern durch eine innere Uhr, die den biologischen Rhythmus lenkt.
Schlaf gehört wie die Nahrungsaufnahme zu den Grundbedürfnissen unseres Lebens und ist ein wichtiger Bestandteil von Fühlen und Erleben. Ein Mangel an gesundem Schlaf macht uns reizbarer, unkonzent-

rierter, lethargischer, und unsere Leistungsfähigkeit lässt schnell nach. Ein permanenter Schlafentzug verändert das Verhalten und Empfinden und kann zu Halluzinationen führen. Tagsüber ist das Bewusstsein auf das Wahrnehmen von Sinneseindrücken eingestellt, nachts eher auf die Eigenschaften der rechten Gehirnhälfte: phantasieren, frei assoziieren. Im Schlaf versucht das Gehirn, ein Gleichgewicht aller tagsüber gewonnenen Reize herzustellen. Dies geschieht durch die Dynamik von Anspannung und Aktivierung einerseits und regelmäßig auftretenden entspannten Phasen und Traumelementen andererseits, die uns nachts Lernvorgänge ermöglichen. Schlaf bedeutet aktives Erleben auf einem anderen Bewusstseinsniveau und von anderen Hirnregionen gesteuert. In sechs bis sieben Stunden Nachtschlaf werden sehr unterschiedliche und gegensätzliche Gefühle verarbeitet.

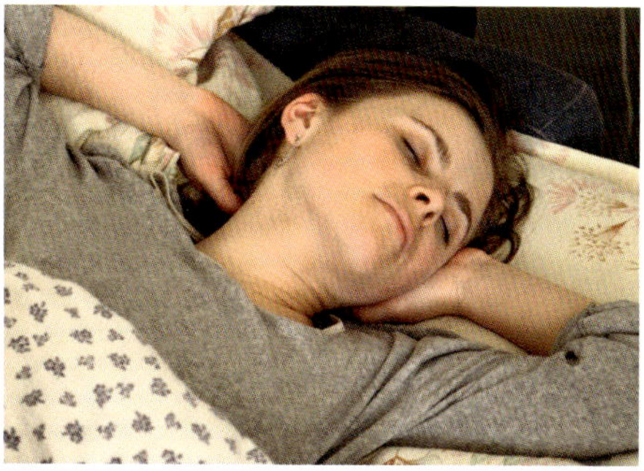

Schlafen für die Gesundheit

Schlaf ist das Wichtigste für Wohlbefinden und Ausgeglichenheit. Dauerhafter oder länger bestehender Schlafmangel führt zu einer frühzeitigen Alterung: Die Stresshormone (Cortisol) im Blut nehmen zu. Die Glucosetoleranz verschlechtert sich. Nachts ist der Körper damit beschäftigt, sich zu regenerieren, Zellen zu erneuern, Energiespeicher aufzufüllen und schädliche Stoffe (Umweltgifte) abzubauen.
Schlaf ist lebenswichtig. Schon nach etwa 60 Stunden litten Versuchspersonen bei totalem Schlafentzug unter Halluzinationen und Wahnvorstellungen.
Das Schlafbedürfnis nimmt mit fortdauernder Wachzeit zu. Wer lange nicht geschlafen hat, braucht sich nur hinzusetzen und kann sofort ein-

schlafen oder beginnt einzunicken. Nach Schlafeintritt nimmt das Schlafbedürfnis in einzelnen Schritten ab. Zu Beginn ist der Schlaf tief und wird in den folgenden Stunden oberflächlicher. Auch Bewegungen im Schlaf werden mit fortschreitender Schlafdauer häufiger.
Bei Experimenten mit längerem Schlafentzug wurde beobachtet, dass es den Versuchspersonen in den frühen Morgenstunden besonders schwer fiel, wach zu bleiben. Das Schlafbedürfnis schien ihnen zu diesem Zeitpunkt fast unüberwindlich. War diese kritische Periode überstanden, machte es weniger Mühe, wach zu bleiben. Auch ist interessant, dass der Rhythmus der Schlafbereitschaft spiegelbildlich zu jenem der Körpertemperatur verläuft. Die Schlaftendenz ist hoch, wenn die Körpertemperatur an ihrem Tiefpunkt angelangt ist, und sie ist klein, wenn die Temperatur ihr Maximum erreicht. Diese Beobachtungen machen deutlich, dass die Schlafbereitschaft nicht nur von der im Wachen verbrachten Zeitdauer abhängt und nicht ausschließlich von der jeweiligen Betätigung am Tag, sondern auch stark von einem von Schlafen und Wachen unbeeinflussten tagesrhythmischen Vorgang bestimmt wird. Auf dem Zifferblatt unserer „inneren Uhr“ ist die Zeit des Schlafens offenbar vorbestimmt.

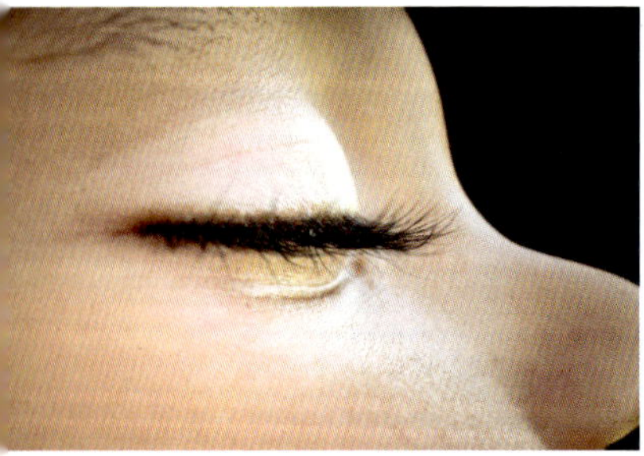

Die Bedeutung des Schlafes

Die Frage nach der Bedeutung des Schlafes kann bis heute nicht eindeutig beantwortet werden. Der Schlafvorgang kann sowohl als Anpassung an äußere als auch an innere Gegebenheiten gedeutet werden. Im Schlaf ist der Energieverbrauch durch die Herabsetzung des Stoffwechsels und der Wärmeabgabe reduziert. Die Inaktivität schlafender Lebewesen kann als eine Sparmaßnahme mit Rücksicht auf die begrenzten Energiereserven verstanden werden, die sich bei dauernder Aktivität schnell erschöpfen.

Die in den südlichen Ländern verbreitete Siesta ist ein gutes Beispiel für die Möglichkeit, das Schlaf-Wach-Verhalten mit den klimatischen Bedingungen optimal in Übereinstimmung zu bringen. Der Schlaf dient aber auch zur Verhütung von Erschöpfung, die als Folge allzu langer Wachaktivität auftritt. Der regelmäßige Schlaf hat eine entsprechend präventive Funktion. Im Idealfall geht man abends müde ins Bett und wacht morgens fit, wach und regeneriert auf. Das Ruhen der Sinnesorgane sowie die Entspannung der Muskeln lassen eine vollständige Regeneration des Körpers zu. Während des Schlafes finden Aufbauprozesse im Körper statt: Die hohe Konzentration des Wachstumshormons zu Schlafbeginn sowie die niedrige Konzentration des an Abbauvorgängen beteiligten Hormons Cortisol sprechen für diese Annahme. Die entscheidenden Erholungsmechanismen sind indessen nach wie vor unklar.

Die ersten Erklärungsversuche für den Schlaf

Die Geschichte der Schlafforschung ist wahrscheinlich so alt wie die Menschheit. Es waren immer dieselben Fragen, die die Menschen zu verschiedensten Zeiten und in verschiedensten Kulturen bewegten:

- Warum schlafen wir?
- Wie schlafen wir?
- Was geschieht mit uns, während wir schlafen?

Es gab unterschiedliche Ansätze, sich diesen Fragen zu nähern und den Schlaf zu durchleuchten.

Die Soziologie des Schlafes

In Mitteleuropa haben sich bei fast allen Kulturen separate Schlafzimmer durchgesetzt, doch handelt es sich dabei um eine relativ neue

Errungenschaft. Noch bis zum späten Mittelalter schliefen viele Menschen gemeinsam in einem Raum, der auch viele andere Funktionen hatte. Dienstboten übernachteten oft in der Nähe ihrer Herrschaft, um jederzeit zur Verfügung zu stehen. Ein eigentliches Schlafzimmer gab es erstmals an königlichen Höfen, etwa bei Ludwig XIV. Es bildete die räumliche Mitte des Palastes und galt als Herrschaftszentrum des Königreichs. Das morgendliche „Lever du Roi" – der Empfang durch Seine noch im Bett ruhende Majestät – war das wichtigste gesellschaftliche Ereignis des Tages. Die Einrichtung eines Schlafzimmers wurde von der adligen Oberschicht übernommen und gelangte erst sehr viel später in bürgerliche Häuser. Ab dem 19. Jahrhundert setzten sich in vornehmen Häusern eigene Ankleidezimmer, Kinderzimmer und Schlafzimmer durch. Während die Schlafräume in früherer Zeit leicht zugänglich waren, sind sie nun abgeschlossener und gelten immer mehr als Intimbereich. Auch in den Gasthäusern und Spitälern wurden die Massenlager seltener, während die Zahl der Einzelzimmer zunahm.

In früheren Zeiten war aber nicht nur der Schlafort, sondern auch die Schlafzeit weniger starr festgelegt. Noch heute sieht man etwa in Indien viele Menschen, die tagsüber im Freien schlafen. In Europa hat sich hingegen die Auffassung durchgesetzt, dass man zu bestimmten Tageszeiten an gewissen Orten eben nicht schläft. Auf den Straßen oder anderen öffentlichen Plätzen zu schlafen, wird als ordnungsstörend empfunden. Durchaus akzeptabel ist hingegen das Schlafen in öffentlichen Verkehrsmitteln, wie in der Eisenbahn oder im Flugzeug.

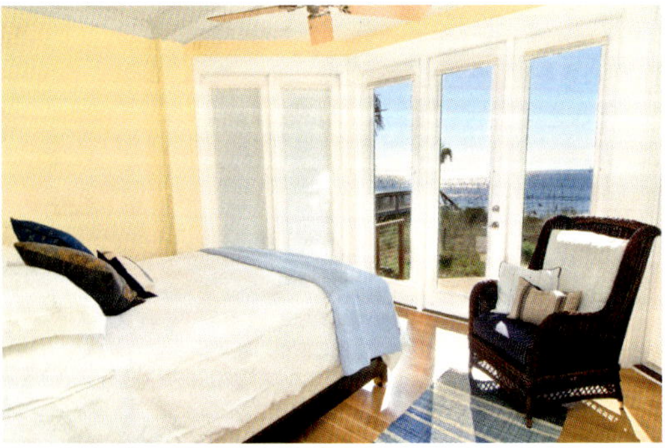

Die Soziologie des Schlafes

Siesta im Mittelmeerraum	Im Freien – in Indien oder Afrika selbstverständlich	Unter Brücken („Clochards“)	In der U-Bahn/ Metro-Station in Metropolen	Im Flugzeug	In der Bahn
KLIMATISCH ERFORDERLICH		KAUM GEDULDET		AKZEPTIERT	
„Dösen“ = halb schlafen, gedankenlos dasitzen (Duden) engl. to doze		**„Penner“** = Ableitung von „Penne“ = einfaches Nachtlager (jidd. pannai = müßig)		**„Ein Nickerchern machen“** = Abeitung aus dem Mittelhochdeutschen von „Nücken“ = leicht einschlummern	

Das Gehirn: Lernen im Schlaf

Es ist bekannt, dass es, beispielsweise vor einer Prüfung, hilfreich sein kann, das Buch unter das Kopfkissen zu legen. Doch ist das wissenschaftlich nicht gesichert – im Gegenteil: Das Buch allein genügt nicht, um klüger zu werden. Dennoch: Schlaf spielt eine entscheidende Rolle für den Lernerfolg. Denn erst im Schlaf speichert das Gehirn Eindrücke und Erlerntes. Schlafen ist in jedem Fall besser, als die ganze Nacht durchzupauken. Schlafen ist also nicht nur gesund, es macht auch klüger – vorausgesetzt, man schläft lang genug und möglichst schnell nach dem Lernen. Denn das Gehirn verarbeitet Informationen, indem es Hirnzellen miteinander vernetzt. Diese neuronalen Verknüpfungen erfolgen im Schlaf stärker als im wachen Zustand. Dauerhaft speichert das Gehirn die Informationen vor allem in der traumlosen Tiefschlafphase, der sogenannten Non-REM-Phase (REM = Rapid Eye Movement). In dieser Non-REM-Phase verändern sich die Nervenzellen, gehen neue Zellverbindungen ein und verstärken bestehende. Je besser sich die Hirnzellen anpassen und verändern, desto besser ist die Lern- und Merkfähigkeit.

Schlafen, Wachen und das Gedächtnis

Man unterscheidet grundsätzlich das Kurzzeit- und das Langzeitgedächtnis. Das Gedächtnis, also die Bezirke in unserem Gehirn, die beispielsweise den Beginn eines gerade gelesenen Satzes speichern, heißt Kurzzeitgedächtnis. Hier ist die Dauer der Speicherung streckenweise nur Zehntelsekunden lang.

Die Dinge im Gehirn, die reproduziert werden können, sind im Langzeitgedächtnis gespeichert, und zwar sowohl in Form eines elektrischen Signals als auch durch gebildete Engramme (Gedächtnismoleküle). Das Kurzzeitgedächtnis, das nur Millisekunden bis Minuten aktiv ist, ist das Tor zum Speichern im Langzeitgedächtnis. Dazwischen liegen die Filterung und die Reduktion der Information auf das Wichtige. Diese Filter bewirken auch, dass für uns nur wiederholte oder sehr starke Informationen abrufbar sind. Bewusstes, Unbewusstes und der Biorhythmus des Schlafes übernehmen dabei die Informationsfilterung. Allerdings: Werden Reize unserer Umgebung zu eintönig, filtern die Gedächtnismechanismen diese einfach heraus. Beispielsweise wird nach einiger Zeit das Ticken einer Uhr nicht mehr wahrgenommen.

Schlaf und Gehirn

Grundsätzlich gibt es zwei unterschiedliche, noch nicht ganz geklärte Thesen in Bezug auf Schlaf und Gehirn:

- Ist der Schlaf ein passiver Vorgang, der durch das Verschwinden des Wachzustandes entsteht, oder
- ist er ein aktiver Vorgang, der durch die Erregung bestimmter Hirngebiete zustande kommt?

Der belgische Neurophysiologe Frederic Bremer war ein prominenter Verfechter der erstgenannten These. Er versuchte, mit seinen Experimenten in den 30er-Jahren des 20. Jahrhunderts zu belegen, dass der Wachzustand nur aufrechterhalten werden kann, solange Sinnesreize aus der Umwelt das Gehirn aktivieren. Nach Durchtrennung der Nervenbahnen, welche die Sinnesorgane mit dem Gehirn verbinden, beobachtete er einen dauernden Schlafzustand. Dieser Befund unterstützte die Annahme, dass der Schlaf ein passiver Vorgang sei, der lediglich auf der Ausschaltung aktivierender Einflüsse beruhe.

Walter Hess, Professor für Physiologie an der Universität Zürich und später Nobelpreisträger für Medizin, vertrat die andere These. Als einer der Ersten hatte er eine Methode entwickelt, die es ermöglichte, über feine Metallelektroden, die permanent in bestimmten Gehirnregionen von Versuchstieren implantiert worden waren, die Wirkung elektrischer Reize auf das Verhalten zu erforschen. Dieses Verfahren wird in neuerer Zeit auch in der Medizin verwendet, vor allem, wenn es darum geht, bei Patienten einen epileptischen Herd im Gehirn zu lokalisieren und auszuschalten. Da das Gehirn nicht schmerzempfindlich ist, sind der operative Eingriff und die elektrische Reizung völlig schmerzfrei. Hess beobachtete nun, dass nach Reizung bestimmter Hirnregionen das Versuchstier seinen Ruheplatz aufsuchte, dann seine typische Schlafstellung einnahm und einschlief.

Die Befunde von Hess stellten die Theorie des passiven Schlafes infrage, denn der Schlaf war offensichtlich durch Erregung von Hirnstrukturen hervorgerufen worden und konnte daher nicht lediglich auf dem Entzug aktivierender Sinnesreize beruhen.

Die Kontroverse, ob der Schlaf als aktiver oder passiver Vorgang zu betrachten sei, wurde Ende der 1940er-Jahre neu belebt. Giuseppe Moruzzi, Professor an der Universität Pisa, entdeckte zusammen mit dem amerikanischen Physiologen Horace Magoun, dass die elektrische Reizung im Hirnstamm ein schlafendes Tier augenblicklich weckt. Aufgrund der Ergebnisse von Moruzzi erschien diese vor allem als eine aktivierende Struktur, deren Erregung zu einem aufmerksamen Wachzustand führt. Der Schlaf musste demzufolge durch das Ausbleiben dieser Aktivierung zustande kommen und ein passiver Vorgang sein. Gemäß unseren heutigen Kenntnissen sind Schlafen und Wachen zwei

angenehmer als das Reisen nach Osten. So störend die Folgen solcher Rhythmusverschiebungen für den Reisenden auch sein können, sie sind doch nur eine kurzfristige Unannehmlichkeit. Ein viel ernsthafteres Problem ergibt sich für Personen, deren Beruf eine häufige Rhythmusänderung mit sich bringt.

Berufsbedingte Rhythmusstörungen
In den meisten Industrieländern sind etwa 20 Prozent aller arbeitenden Personen außerhalb der normalen Arbeitszeit beruflich tätig. Zu ihnen gehören das auf Langstreckenflügen eingesetzte Flugpersonal und vor allem Arbeitnehmer im Krankendienst sowie Fabrikarbeiter. Für die eigentlichen Schichtarbeiter können der periodische Wechsel der Arbeitszeit und die daraus resultierenden häufigen Verschiebungen des zirkadianen Rhythmus zu einem großen Problem werden.

Der Kampf gegen die innere Uhr und seine Folgen

Bei Menschen, die im Schichtdienst tätig sind, treten häufig Schlafstörungen auf. Der Schlaf fällt vorübergehend auf einen Zeitabschnitt, der von der inneren Uhr eigentlich für das Wachsein vorgesehen wäre: Die Körpertemperatur, die Konzentration des bei Stress freigesetzten Nebennierenhormons Adrenalin sowie die Nierentätigkeit sind erhöht, während die Freisetzung von Melatonin (des Hormons der Zirbeldrüse) minimal ist. Als Hauptbeschwerden gelten:

- Einschlafstörungen,
- häufiges Erwachen sowie
- eine zu kurze Schlafdauer.

Lärm aus der Umgebung, der tagsüber intensiver ist als nachts, kann die Schlafqualität zusätzlich beeinträchtigen. Die Folge: Der Tagesschlaf von Menschen, die in Nachtschicht arbeiten, ist um zwei bis drei Stunden kürzer ist als ihr Nachtschlaf zu Zeiten der Tagesschicht. So kann neben

Schlafrhythmusstörungen auch ein Schlafmangel entstehen. Schlafmittel sind für viele die einzige Möglichkeit, um wenigstens einige Stunden ungestörten Schlaf zu sichern. Es bestehen individuelle Unterschiede. Die Schwierigkeit, sich an Rhythmusverschiebungen anzupassen, nimmt aber generell mit fortschreitendem Alter zu.

Ungewohnte Zeiten gegen Depressivität
Für depressive Menschen kann eine Veränderung der Schlafzeiten Hilfe bringen. So hat ein Vorverschieben – also früher zu Bett gehen und früher aufstehen – eine antidepressive Wirkung.

Hell-Dunkel oder Dunkel-Hell
Viele innere Vorgänge werden durch Hell-Dunkel-Phasen beeinflusst und gesteuert. Deshalb ist ein ständiger Wechsel dieser Phasen, wie er zum Beispiel bei Nachtschichtarbeitern erfolgt, gesundheitsschädlich. Der Organismus kann nicht mehr gegensteuern und einen Ausgleich schaffen. Es kann zum Auftreten psychosomatischer Störungen kommen:
- Kopfschmerzen,
- Migräne,
- Muskelschmerzen,
- Magen-Darm-Störungen.

Frühaufsteher und Nachtmenschen

Abends lange aufzubleiben und morgens lange schlafen galt früher als verwerflich und lasterhaft. Das frühe Zubettgehen wurde nicht nur als moralisch erstrebenswert, sondern auch als besonders gesund angesehen. Professor Theodor Stöckmann, deutscher Lyzeumsdirektor zu Beginn des letzten Jahrhunderts, entwarf die These des Naturschlafes. Er betrachtete den Schlaf vor Mitternacht als doppelt so erholsam wie den Schlaf nach der „Geisterstunde". Er behauptete, dass man die Schlafzeit

Schlafstrukturen im Überblick

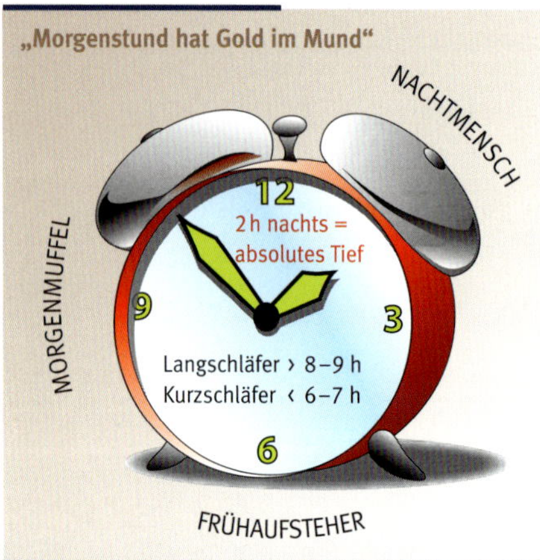

problemlos auf vier bis fünf Stunden pro Nacht verkürzen könnte, wenn man abends bereits um sieben Uhr zu Bett ginge. Stöckmann und seine Anhänger führten zwar zahlreiche Fallberichte an, um ihre Theorie des Naturschlafes zu stützen, doch ernsthafte wissenschaftliche Untersuchungen fehlen bis heute. Für die immer noch verbreitete Ansicht, der Schlaf vor Mitternacht sei besonders gesund, gibt es keine gesicherten Beweise. Allerdings sind beispielsweise die Tiefschlafphasen in der ersten Hälfte der Schlafzeit (möglicherweise dann vor Mitternacht) länger als in der zweiten Hälfte.

Es ist nicht belanglos, zu welcher Tages- oder Nachtzeit man schlafen geht. Noch heute gelten Frühaufsteher gesellschaftlich als vorbildlich und leistungsfähig, wohingegen Nachtmenschen eher eine „schlechte Presse“ haben. Führt eine ausgeprägte Verschiebung der Schlafphasenlage zu erheblichem Leidensdruck, wird von einem verzögerten oder vorverlagerten Schlafphasen-Syndrom gesprochen.

Der Morgenmuffel als Abendtyp

Menschen, die morgens Schwierigkeiten haben aufzustehen und „richtig wach“ zu werden, werden oft geringschätzig als „Morgenmuffel“ bezeichnet. Sie fühlen sich nach dem Aufstehen noch schlaftrunken, müde und schlapp, haben morgens wenig Appetit und frühstücken, wenn überhaupt, nur spärlich. Im Laufe des Vormittags, manchmal erst am Nachmittag bessern sich Befinden und Stimmung. Solche Menschen arbeiten am besten abends und können ohne Schwierigkeiten bis in die frühen Morgenstunden wach und aktiv bleiben. Der

„Morgenmuffel“ wird in der Fachsprache der Schlafforschung als „Abendtyp“ bezeichnet.
Solche Nachtmenschen leiden weder an einem Syndrom noch müssen sie mit Melatonin oder anderen Therapien „geheilt“ werden. Nachtaktivität ist in der Natur weit verbreitet und im Fall des nachtaktiven Menschen eine natürliche biologische Variation. Der einzig sinnvolle Rat an einen Nachtmenschen ist, dass er seine Lebensumstände so einrichten soll, dass sie zum persönlichen Schlafrhythmus passen. Eine Schwierigkeit tritt erst auf, wenn eine Anpassung an die normalen Schul- oder Arbeitszeiten nicht möglich ist. In einem solchen Fall gibt es unbedingten Handlungsbedarf. Man kann einen Versuch wagen, die Einschlafzeit pro Nacht um jeweils 15 Minuten nach vorne zu verlegen. Wichtig ist auch eine gleichzeitige Vorverlagerung von Mahlzeiten und Ruhephasen. Eine Nacht ohne Schlaf vor Beginn der Therapie kann diese Maßnahmen unterstützen.

Hilfe für den Nachtaktiven

Bei besonders schwierigen Fällen kann man die Schlafzeit im Uhrzeigersinn um jeweils drei Stunden am Tag verlagern. Dies ist jedoch meist nur in einer Klinik oder während des Urlaubs möglich, da die Therapie etwa sieben Tage dauert und auch am Tage geschlafen werden muss. Anschließend müssen die Schlaf- und Wachzeiten strikt eingehalten werden. Unterstützende Maßnahmen sind:

- Sonnenlicht oder eine Lampe mit mehr als 2 500 Lux am frühen Morgen für ein bis zwei Stunden verlagert die Schlafphase nach vorne.
- Melatonin (2,5–5 mg) kann zwei bis drei Stunden vor dem Schlafengehen eingenommen werden.
- Vitamin B12 (1,5–3 mg) morgens nach dem Aufwachen.
- Verzicht auf Schlafmittel oder Alkohol vor dem Schlafengehen.

Der Frühaufsteher als Morgentyp

Der „Morgentyp" hingegen kommt den Vorstellungen von Stöckmann am nächsten. Morgentypen erwachen spontan, fühlen sich ausgeruht, stehen ohne Mühe auf und fühlen sich während der Morgen- und Vormittagsstunden am frischesten und leistungsfähigsten. Am Spätnachmittag lässt ihre Energie nach, sie werden zunehmend müder und gehen, sofern es die Umstände erlauben, früh zu Bett.

Die Schlafforschung befasst sich erst seit relativ kurzer Zeit mit diesem Themenkomplex, und die bisherigen Ergebnisse geben noch kein klares Bild. Die Frage, weshalb es unterschiedliche Morgen- und Abendtypen gibt, ist noch ungeklärt. Sind Veranlagung oder die sich im Laufe des Lebens ausgebildeten Gewohnheiten ausschlaggebend?

FASPS

FASPS ist der Name eines angeborenen „Frühaufsteher-Syndroms", bei dem der „Wecker" beziehungsweise die innere Uhr über Nacht um etwa vier Stunden vorgeht. Das Ganze beruht auf der Mutation eines Gens, das normalerweise durch eine sogenannte Phosphorylierung die Anhäufung von „Wecker-Proteinen" bremst. Erscheint das Gen in veränderter Form, können sich diese Proteine beschleunigt anhäufen und geben somit die innere Uhr vor, mit der Folge vorzeitigen Erwachens.

Kurzschläfer und Langschläfer

Die Zeit, die ein Mensch an Schlaf braucht, ist individuell verschieden. Im Durchschnitt sind es sieben bis acht Stunden – Frauen schlafen in der Regel etwas länger als Männer. Die Schlafdauer wird von der inneren Uhr gesteuert. Grundsätzlich kann man in Bezug auf die benötigte

Schlafdauer zwei Typen unterscheiden: Der Langschläfer schläft mindestens acht Stunden am Tag, oft aber auch neun Stunden und länger. Zumeist versuchen Langschläfer, sich an den sogenannten „normalen" Schlafzyklus, das heißt acht Stunden, anzupassen. Das Resultat ist dann eine erhöhte Tagesmüdigkeit und ein Abfall der Leistungsfähigkeit über den Tag.
Der Kurzschläfer kommt mit weniger als acht Stunden, oft nur mit sieben oder noch weniger Stunden aus. Trotzdem fühlt er sich fit und ausgeruht. Kurzschläfer sind für die Schlafforschung besonders interessant, da bei ihnen offenbar der bislang nicht hinreichend aufgeklärte Erholungsvorgang in relativ kurzer Zeit vor sich geht.

Die unterschiedlichen Schlafstrukturen

Den Schlafstrukturen von Kurz- und Langschläfern und den damit verbundenen Fragen ist die Pariser Physiologin und Schlafforscherin Odile Benoit nachgegangen. Der auffälligste Befund war, dass Langschläfer trotz der langen Schlafdauer weniger Zeit im Tiefschlaf verbrachten als Kurzschläfer. Andererseits waren es gerade die Langschläfer, die auf Schlafentzug mit einer besonders ausgeprägten Verlängerung des Tiefschlafs im ersten Schlafzyklus reagierten. Allen Menschen ist gemeinsam, dass die Tiefschlafphasen in den ersten Stunden des Schlafes deutlich länger sind und in den letzten Stunden kürzer werden, nicht selten wird zum Ende der Schlafzeit kein Tiefschlafstadium mehr erreicht. Die Unterschiede zwischen Langschläfern und Kurzschläfern lassen sich dadurch erklären, dass Langschläfer den wichtigen Tiefschlaf zu Schlafbeginn offenbar nur kurze Zeit erreichen können. Sie müssen ihn später, während der langen Schlafzeit, in „verdünnter" Form absolvieren. Kurzschläfer können hingegen längere Zeit im Tiefschlaf verbringen, und es ist für sie schon nach einer kürzeren Schlafperiode möglich, ihr „Pensum" zu erfüllen.

Schlafdauer und Gesundheit

Obwohl von alters her dem Schlaf eine gesundheitsfördernde Wirkung zugeschrieben wird, wurde diese Annahme bisher noch kaum wissenschaftlich untersucht. Der kalifornische Forscher und Psychiater Dan Kripke und seine Mitarbeiter starteten in den Jahren 1959/60 eine von der Amerikanischen Krebsgesellschaft durchgeführte Umfrage bei mehr als einer Million Menschen. Alle Altersgruppen von Erwachsenen über 30 Jahren wurden erfasst. Es wurde nach der Schlafdauer, dem Gebrauch von Schlafmitteln und nach eventuellen Schlafstörungen gefragt. Sechs Jahre nach dieser Erhebung wurde ermittelt, wie viele der Befragten inzwischen verstorben waren und was ihren Tod verursacht hatte. Es zeigte sich ein überraschender Zusammenhang zwischen Schlafdauer und Sterblichkeit. Bei den Personen, die sieben bis acht Stunden schliefen, war die Sterblichkeitsrate am geringsten, sie stieg sowohl bei der Personengruppe mit kürzerer als auch bei der mit längerer Schlafdauer deutlich an. Bei extremen Langschläfern (mehr als zehn Stunden Schlaf) war die Sterblichkeitsrate bis zu zweimal höher und bei extremen Kurzschläfern (weniger als vier Stunden Schlaf) sogar fast zweieinhalbmal höher als bei Personen, die sieben bis acht Stunden schliefen. Die erhöhte Sterblichkeit bei Kurz- und Langschläfern beruht auf folgenden Todesursachen: Kurz- und Langschläfer starben vermehrt an Herzkrankheiten, Krebs oder Selbstmord. Die Sterblichkeitsrate bei Personen, die häufig Schlafmittel einnahmen, lag um 50 Prozent höher als bei denen, die sie nie benutzten.

Der Mittagsschlaf

Rund ein Fünftel der deutschen Bevölkerung macht mittags ein Nickerchen. Eine Umfrage in der Altersgruppe zwischen 65 und 83 Jahren ergab, dass 60 Prozent der Befragten häufig oder immer einen Mittagsschlaf halten. Im Mittelmeerraum ist die berühmte Siesta sehr weit ver-

Schlafes Bruder

Der Mittagsschlaf

→ 10–30 Minuten empfehlenswert

→ mehr als 30 Minuten vermindert die Leistungsfähigkeit

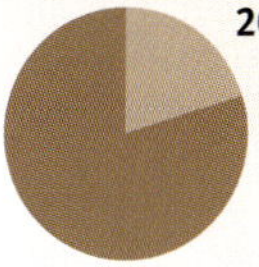

20 %

Anteil der deutschen Bevölkerung, die einen Mittagsschlaf hält (hauptsächlich Rentner und Nichterwerbstätige).

bei Gelegenheit ...

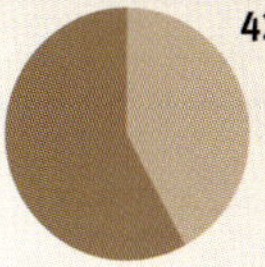

42 %

Anteil der griechischen Bevökerung, die mittags mind. 3-mal pro Woche Siesta hält.

aus Notwendigkeit ...

100 %

Anteil der erwerbstätigen Chinesen, die per Gesetz (Art. 49) Mittagsschlaf (Xiu-Xi) halten.

als Grundrecht ...

breitet. Klimatische Gegebenheiten können zur Beibehaltung jenes biphasischen (zweiphasischen) Schlafmusters führen, das auch für das Kind im Vorschulalter typisch ist. Das vermehrte Schlafen tagsüber ist mit einer Reduktion des Nachtschlafs verbunden.

Ein kurzer Mittagsschlaf (zehn bis 30 Minuten) ist empfehlenswert. Ein langer Mittagsschlaf (mehr als 30 Minuten) mindert eher die anschließende Leistungsfähigkeit. Wenn Sie nachts unter Schlafstörungen leiden, sollten Sie gegebenenfalls auf einen Mittagsschlaf verzichten.

Schlaf und Lebensalter

Sieben bis acht Stunden gelten als die Normaldauer eines gesunden Schlafes. Dabei sind die Schlafqualität und das individuelle Schlafbedürfnis wichtiger als die Schlafdauer. Diese Faktoren ändern sich mit fortschreitendem Lebensalter. Als Faustregel gilt: Wir schlafen weniger und weniger tief, je älter wir werden. Ein Neugeborenes schläft noch

16 Stunden am Tag. Drei- bis viermal wacht es im Laufe von 24 Stunden auf. Doch mit zunehmendem Alter schlafen Kinder weniger und ihre Hauptschlafzeit verlagert sich in die Nacht. Etwa ab dem fünften Lebensjahr brauchen sie auch keinen Mittagsschlaf mehr.
Junge Erwachsene schlafen täglich durchschnittlich sieben bis neun Stunden. Rund ein Viertel der Nacht verbringen sie in den sogenannten Tiefschlafphasen. Bis zum 50. Lebensjahr wird sich dieser Anteil jedoch rapide verringern. In diesem Alter schläft man nur noch fünf Prozent einer Nacht „tief". Mit zunehmendem Alter werden Schlafstörungen häufiger: Ältere Menschen liegen oft lange ohne Schlaf im Bett, müssen nachts häufig aufstehen, um auf die Toilette zu gehen, und erwachen vielfach schon in den frühen Morgenstunden. Dabei fühlen sie sich im Allgemeinen ausgeruht und stehen im Gegensatz zu vielen Jüngeren gerne früh auf. Dafür benötigen sie ab und zu eine kurze „Siesta" während des Tages. Schlafstörungen nehmen mit dem Alter zu, ob als Ausdruck eines normalen Alterungsprozesses des Organismus oder als Folge krankhafter Veränderungen, ist bislang nicht zu entscheiden.

Schlaf bei Säuglingen und Kleinkindern

Wie viel Schlaf braucht ein Kind? Nachfolgend einige Richtlinien, bei denen auch starke Abweichungen im Einzelfall normal sind.

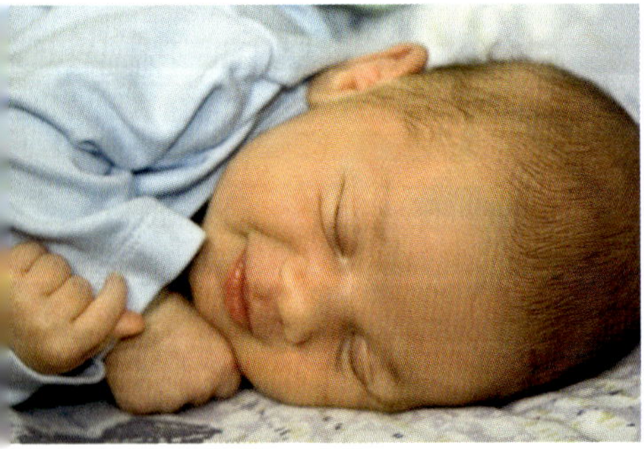

Das Neugeborene

Ein Neugeborenes kennt den Unterschied zwischen Tag und Nacht nicht, es schläft und isst rund um die Uhr. Im Allgemeinen schläft ein Neugeborenes ungefähr 16 bis 20 Stunden pro Tag. Es schläft jeweils zwei bis vier Stunden durch und wacht dann hungrig auf.

Kinder brauchen ihren Schlaf

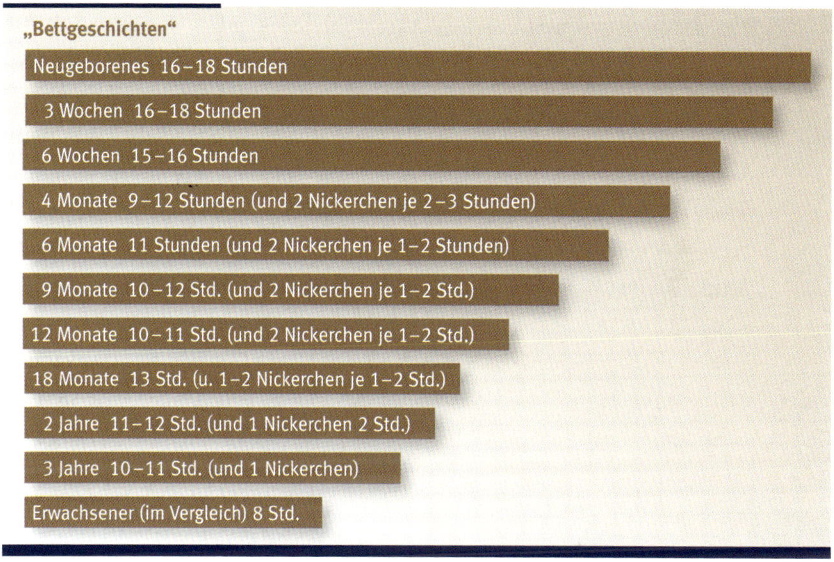

Zwei Monate

Das Kind schläft jetzt abends einfacher ein und schläft länger, wacht allerdings nachts immer noch auf, um gefüttert zu werden. Das Schlafverhalten wird geregelter. Noch ist es zu früh für einen festen Zeitplan und es ist ungesund, dem Kind einen Zeitplan aufzuzwingen. In diesem Alter schlafen Kinder jeden Tag etwas weniger, im Durchschnitt aber immer noch 15 bis 16 Stunden. Mit der Zeit werden tagsüber etwa drei Nickerchen gemacht.

Vier Monate

Ein vier Monate altes Kind schläft neun bis zwölf Stunden pro Nacht und macht jeden Tag ungefähr zwei Nickerchen für jeweils zwei bis drei Stunden. An Tagen, an denen es weniger schläft, wird es wahrscheinlich in der Nacht durchschlafen. Ein Kind kann sich jetzt selbst beruhigen und alleine einschlafen. Zu diesem Zeitpunkt kann man mit einer Einschlafroutine anfangen, die für den Nachtschlaf und seine Nickerchen gilt. Es ist also hilfreich, das Kind jeden Tag ungefähr zur gleichen Zeit und auf dieselbe Art und Weise zum Schlafen hinzulegen.

Ein bis zwei Jahre

Im Alter von einem Jahr fangen die Probleme zur Schlafenszeit an. Ein einjähriges Kind schläft in der Regel ungefähr zehn bis elf Stunden pro Nacht und macht jeden Tag etwa zwei Nickerchen für jeweils ein bis zwei Stunden. Nicht alle Kinder brauchen gleich viel Schlaf.

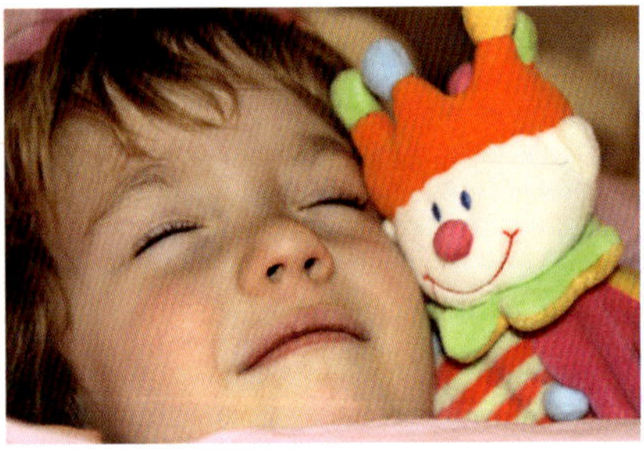

Für ein zweijähriges Kind ist das Leben so interessant und intensiv, dass Schlafen das Letzte ist, was es möchte. Im Allgemeinen braucht ein zweijähriges Kind 13 Stunden Schlaf pro Tag. Typischerweise schlafen die Kinder in diesem Alter elf bis zwölf Stunden pro Nacht und machen am Nachmittag vielleicht ein Nickerchen für ein bis zwei Stunden.

Schlafforschung und Schlafstadien

Lange Zeit stand der Schlaf in dem Ruf, ein nicht lohnender Forschungsgegenstand zu sein. Es war zwar möglich, die vom Schlafenden eingenommene Körperstellung und deren Änderungen zu beobachten sowie die Atmung, den Puls und die Körpertemperatur aufzuzeichnen. Dies sind aber nur Begleiterscheinungen des Schlafes, nicht seine grundlegenden Prozesse. Bei der Frage der Schlaftiefe ist es unumgänglich, den Schläfer durch spezifische Reize zu wecken oder zu stören. Das Untersuchungsobjekt Schlaf wird also bei diesen Experimenten beeinflusst. Erste Versuche unternahm der Physiologe Kohlschütter im 19. Jahrhundert. Dabei entdeckte er, dass der Schlaf in den ersten Stunden am tiefsten ist, später wird er oberflächlicher.

Die Anfänge der Schlafforschung

Ein Durchbruch in der Schlafforschung war erst mit Hilfe der ersten Hirnstrommessungen (EEG = Elektroenzephalogramm) möglich, die in den späten 1920er-Jahren ihren Anfang nahmen. In den folgenden Jahren wurden zusätzlich die Augenbewegungen, die Muskelbewegungen, der Herzschlag und weitere Körperfunktionen während des Schlafes aufgezeichnet – und die Schlafforschung war nun in der Lage, auf wissenschaftlichen Füßen zu stehen. Bis heute hat sich kein anderes Verfahren etabliert, das das EEG ersetzen könnte und bessere Aussagen über den Schlaf zulässt. Bei der EEG-Schlafstadien-Analyse muss immer bedacht werden, dass ungewiss ist, ob ein ausreichender Tiefschlafanteil gleichbedeutend mit guter Schlafqualität ist.

Wach- und Schlaf-EEG

Während des Einschlafens geht der regelmäßige Alpha-Rhythmus des Wachzustandes in ein kleinwelliges, rasches Muster über. Im weiteren Verlauf des Schlafes weist das EEG allmählich höhere und langsamere Wellen auf, die schließlich das Bild ganz beherrschen. Bereits in den 1930er-Jahren hatten die amerikanischen Physiologen Loomis Davis und deren Mitarbeiter diese typischen Veränderungen des Schlaf-EEG beobachtet und festgestellt, dass mit der Vergrößerung und Verlangsamung der Wellen eine Zunahme der Schlaftiefe einherging. Sie versuchten, anhand dieser Befunde den Schlaf in einzelne Stadien zu unterteilen.

Die Entdeckung des REM-Schlafes

Als Entdecker des REM-Schlafes gilt Nathaniel Kleitman. Sein 1939 erstmals erschienenes und 1963 überarbeitetes Buch „Sleep and Wakefulness" enthält über 4000 Literaturhinweise und ist noch heute ein Standardwerk der klassischen Schlafforschung. 1952 interessierte sich Kleitman gemeinsam mit Eugene Aserinsky für die langsamen, pendelnden Augenbewegungen, die typischerweise den Einschlafvorgang begleiten. Die Augenbewegungen wurden von in Augennähe angebrachten Hautelektroden als Elektrooculogramm (EOG) aufgezeichnet. Aserinsky stellte mitten im Schlafvorgang plötzlich auftretende, rasche Augenbewegungen fest. Die direkte Beobachtung schlafender Versuchspersonen bestätigte, dass sich unter den geschlossenen Lidern die Augen tatsächlich bewegten. William Dement begann, das Phänomen systematisch zu untersuchen.

Er berichtete als Erster, dass nach dem Aufwachen aus dem Schlafstadium mit raschen Augenbewegungen Versuchspersonen oft über Träume berichteten. Daher wird der REM-Schlaf häufig auch als Traumschlaf bezeichnet. Es verging noch einige Zeit, bis klar wurde, dass diese raschen Augenbewegungen im Schlaf mehr als nur eine Zufallsbeobachtung waren. Ein grundlegend neuer Abschnitt des Schlafes war entdeckt worden. Das Auftreten rascher Augenbewegungen in diesem Stadium führte zur Bezeichnung REM-Schlaf (Rapid Eye Movement Sleep). 1955 wurden erstmals Schlafzyklen beschrieben. Seitdem weiß man, dass der Schlaf nicht gleichförmig über sechs bis acht Stunden abläuft, sondern in mehrere Phasen unterteilt werden kann, die sich zusammensetzen aus:

– Leichtschlaf,
– Tiefschlaf,
– Traumschlaf.

Die Systematisierung
Das EEG ist von Person zu Person verschieden. Manche Versuchspersonen weisen im Tiefschlaf hohe Wellen auf, andere viel flachere. Bei manchen ist der Alpha-Rhythmus sehr ausgeprägt, bei anderen überhaupt nicht. Um trotz dieser individuellen Unterschiede verschiedene Untersuchungen vergleichen zu können, stellte eine Gruppe amerikanischer Schlafforscher Kriterien auf, die seither allgemein zur Definition von Schlafstadien verwendet werden. Die Non-REM-Stadien eins bis vier und der REM-Schlaf basieren auf den nach den Schlafforschern Rechtschaffen und Kales benannten Kriterien.

Das Rätsel des REM-Schlafes

Seit der Entdeckung des REM-Schlafes gibt es zahlreiche Erklärungsversuche für dieses Schlafstadium. Anfangs stand der früher überschätzte Zusammenhang zwischen REM-Schlaf und Träumen im Vordergrund. Doch zeigte sich, dass Träume nicht ausschließlich auf die REM-Schlafphase beschränkt sind und andersherum auch nicht in jeder Phase des REM-Schlafes geträumt wird. Aus historischen und sicher auch aus praktischen Gründen wird der Begriff des „Traumschlafes“ aber weiter verwendet.

Lernprogramm REM-Schlaf

Wahrscheinlich wird im REM-Schlaf hart gearbeitet. Für Säuglinge gilt das auf jeden Fall. Sie träumen in ihren ersten Lebenswochen jeden Tag acht Stunden, die Hälfte ihrer gesamten Schlafenszeit. Der REM-Schlaf ist entscheidend für die Entwicklung des Gehirns. Während der Schwangerschaft werden 200 Milliarden Nervenzellen im Gehirn aufgebaut. Diese Nervenzellen sind das Material für die Entwicklung der Nervenbahnen. Im REM-Schlaf wird das Gehirn stimuliert, Nervensysteme werden gebildet. Bereits während der Schwangerschaft empfängt das Ungeborene Sinnesreize, die im REM-Schlaf verarbeitet werden. Für Säuglinge ist der REM-Schlaf ein Lernprogramm, in dem die stammesgeschichtlichen Stadien nachvollzogen werden.

Nach fünf Jahren ist das Gehirn fertig entwickelt. Die Hälfte der Nervenzellen wurde dafür benötigt, die restlichen 100 Milliarden sind abgestorben. Die REM-Phase wäre demnach nicht mehr notwendig, trotzdem begleitet sie den Menschen ein Leben lang. Ihre Aufgabe wird in den weiteren Jahren in der Gedächtnisbildung gesehen. Allerdings zeigen neueste Forschungen, dass die erste Tiefschlafphase für die Festigung der Gedächtnisleistung maßgeblich ist. Für das emotionale Gedächtnis sind die späteren REM-Phasen nach Mitternacht zuständig. Das Träumen wird dabei immer weniger. Der Erwachsene träumt nur noch ein Viertel der gesamten Schlafzeit. Bei älteren Menschen können die Träume ganz entfallen, auch wenn weiter REM-Schlaf gemessen wird.

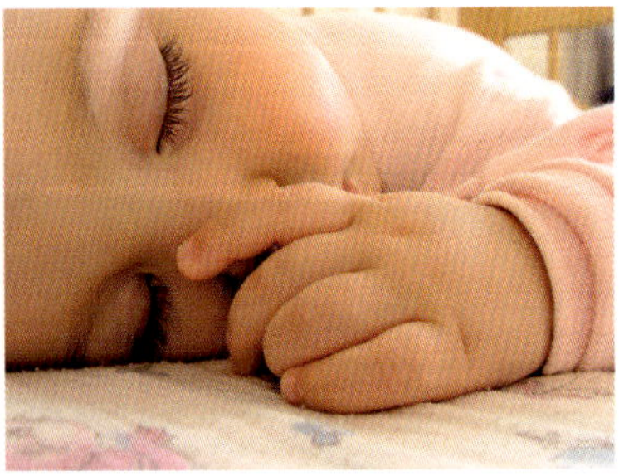

Gibt es ein REM-Schlafzentrum?

Die Entdeckung des REM-Schlafes übte eine derartige Faszination auf die Schlafforschung aus, dass sie dieses Schlafstadium in den Mittelpunkt der Untersuchungen rückte. Die anderen, schon seit Längerem bekannten Schlaftypen (Stadium eins bis vier) erhielten die Bezeichnung Non-REM-Schlaf.

Ein Schlafzyklus besteht demnach aus der Aufeinanderfolge von Non-REM- und REM-Schlaf. Die Periodenlänge eines Non-REM-REM-Zyklus beträgt gewöhnlich etwa 90 Minuten. Diese zyklische Abfolge der Schlafstadien ist eine typische Eigenschaft des Schlafes, die nicht nur beim Menschen zu beobachten ist. Doch wie und wodurch wird der REM-Schlaf gesteuert?

Knapp zehn Jahre nach Entdeckung des REM-Schlafes beobachtete man zu Beginn der 60er-Jahre, dass die Ausschaltung bestimmter Nervenzellgruppen im Brückenhirn, dem sogenannten Pons, zum vollständigen Verschwinden des REM-Schlafes führt. So war folgende Schlussfolgerung möglich: Die Hirnstrukturen, die für den REM-Schlaf zuständig sind, müssen im Bereich des Gehirnstamms lokalisiert sein.

Wie die folgenden Befunde zeigten, scheint dies tatsächlich der Fall zu sein. Wurden bei Versuchstieren bestimmte Nervenzellen im Pons ausgeschaltet, kam es zwar immer noch zum REM-Schlaf, die Tiere zeigten jedoch starke Muskelspannung und bizarres Verhalten: Sie hoben den Kopf, schienen nicht existierende Objekte zu verfolgen oder anzugreifen, wichen zurück und zeigten auch Zeichen von Wut oder Angst. Es schien so, als ob die schlafenden Tiere durch den Wegfall der Muskelhemmung ihren REM-Schlaf „auslebten". Vielleicht sind diese Befunde ein Hinweis darauf, dass auch bei Tieren im REM-Schlaf traumähnliche Prozesse vorkommen.

Es gibt auch die These, dass chemische Prozesse für den REM-Schlaf verantwortlich sind. Die Ausschüttung von Neurotransmittern soll für die REM-Schlafphasen zuständig sein: serotoninhaltige Nervenzellen für das Auslösen der REM-Schlafepisode und noradrenalin- und acetylcholinhaltige Zellen für den eigentlichen REM-Schlaf.

Die Schlafstadien

Mithilfe der Hirnstrommessungen lässt sich der Schlaf anhand der unterschiedlichen Hirnstromwellen in verschiedene Schlafstadien einteilen. Um auch den Traumschlaf und die Wachzustände besser abgrenzen zu können, misst man zusätzlich die Augenbewegungen und die Muskelspannung. Beides erfolgt ebenfalls durch Elektroden, wie auch beim EEG. Der gesunde Schlaf eines Erwachsenen kann in drei verschiedene Phasen unterteilt werden: Wachzustand, Non-REM- und REM-Schlaf. Sie wechseln sich während einer Nacht regelmäßig ab. Eine Abfolge der beiden Stadien wird auch als Zyklus bezeichnet. Pro Nacht gibt es drei bis fünf solcher Zyklen, ein Zyklus dauert durchschnittlich eineinhalb Stunden.

Wirklich tief wird nur in den ersten beiden Zyklen der Nacht geschlafen, dann wird der Schlaf leichter, die Traumschlaf (REM)-Phasen werden länger.

Die Schlafstadien

- Vier Nicht-Traumschlafstadien (zwei Leicht- und zwei Tiefschlafstadien)
- Traumschlaf (REM-Schlaf)
- Wachzustand

Die einzelnen Phasen und Stadien stellen sich vereinfacht so dar:

Einschlafphase: Im entspannten Wachzustand zeigt die Muskulatur ein gewisses Maß an Anspannung, und es kommt zu schnellen Augenbewegungen.

Schlafstadium 1: Während dieser in der Regel nur wenige Minuten andauernden Phase zu Beginn des Schlafes lockern sich die Muskeln und die Glieder werden schwer, Puls und Atmung werden gleichmäßiger und die Körpertemperatur sinkt ab. Die Lider fallen zu und Geräusche aus der Umwelt werden noch registriert. Langsam rollen die Augen unter die Lider.

Körperliche Veränderungen im Schlaf

Einschlaf-phase:	– Muskulaturentspannung – Schnelle Augenbewegung
Schlaf-stadium 1:	– Muskeln lockern sich – Glieder werden schwer – Puls und Atmung weden gleichmäßig – Körpertemperatur sinkt – Augenlieder fallen zu – Geräusche werden registriert – Langsames Rollen der Augen unter den Lidern
Schlaf-stadium 2:	– Augapfelrollen – Bewusstsein schwindet
Schlaf-stadium 3:	– Muskulatur entspannt sich weiter – Herzschlag verlangsamt sich – Blutdruck fällt – Augen stehen still
Schlaf-stadium 4:	– Atmung und Herztätigkeit regelmäßig – Körpertemperatur sinkt weiter
REM-Schlaf-stadium	– Muskeln sind absolut entspannt – Herzschlag und Atmungsaktivität steigen an und sind regelmäßig – Schnelle Augenbewegungen – Gehirn arbeitet mit höchster Aktivität

Schlafstadium 2: In diesem Zustand ist man leicht weckbar. Die Augäpfel rollen von einer Seite auf die andere. Diese Phase wird von den Schlafforschern als der eigentliche Beginn des Schlafes angesehen. Das Bewusstsein schwindet in dem Maße, wie die Frequenzen der Hirnstromwellen abnehmen.

Schlafstadium 3: Jetzt wird man nur noch durch sehr laute, ungewohnte Geräusche geweckt. Die Muskulatur entspannt sich, der Herzschlag verlangsamt sich und der Blutdruck fällt. Dieser Zustand dauert etwa zehn bis zwanzig Minuten. Die Augen stehen still, aber der Schläfer zeigt noch schnelle Reaktionen auf mögliche Reize.

Schlafstadium 4: Der tiefste Schlaf ist im vierten Schlafstadium erreicht. Man kann nur schwer geweckt werden. Atmung und Herztätigkeit sind regelmäßig, die Körpertemperatur sinkt noch weiter ab. Stadium drei und vier werden auch als die Tiefschlafphasen eines Schlafzyklus zusammengefasst. In diesem Stadium setzt die Erholung ein.

REM-Schlafstadium: Der REM-Schlaf ähnelt dem Stadium eins, jedoch fehlt der Muskeltonus, das heißt, die Muskeln sind absolut entspannt und man ist schwer aufzuwecken. Herzschlag und Atmungstätigkeit steigen an und sind unregelmäßig. Besonderes Kennzeichen dieser Phase sind schnelle Augenbewegungen. Der Energieumsatz des Hirns ist hoch. Es wird lebhaft geträumt. Das EEG-Muster zeigt unregelmäßige

Frequenzen bei geringer Amplitude und ähnelt erstaunlich dem einer wachen Person. Das Gehirn arbeitet mit höchster Aktivität. Weckt man einen Schlafenden aus der REM-Phase, kann er von seinen Träumen berichten. Die Augenbewegungen stellen ein äußerlich erkennbares Zeichen dar, dass das schlafende Gehirn unter anderem lebhaft träumt.

Schlafzyklus und Lebensalter

Nach der Geburt besteht der Schlaf zu gleichen Teilen aus REM-Schlaf und Non-REM-Schlaf. Der REM-Schlaf des Säuglings hat viele Ähnlichkeiten mit dem des Erwachsenen. Sporadisch treten rasche Augenbewegungen auf, der Spannungszustand der Willkürmuskulatur ist stark reduziert, Atmung und Puls sind unregelmäßig. Anders als beim Erwachsenen unterscheidet sich allerdings das REM-Schlaf-EEG noch weniger vom Wach-EEG. Auch ist der Säugling im REM-Schlaf viel unruhiger als der Erwachsene; Arme und Beine bewegen sich fast ständig, ebenso wie die Gesichtsmuskeln. Besonders bei Frühgeborenen ist die Bewegungsaktivität so ausgeprägt, dass sich der REM-Schlaf vom Wachzustand mitunter nur schwer unterscheiden lässt. In dieser frühen Entwicklungsphase spricht man daher auch vom „aktiven Schlaf", im Gegensatz zum „ruhigen Schlaf" ohne Augen- und Körperbewegungen, der dem Non-REM-Schlaf entspricht.

Bei Neugeborenen folgt auf den Wachzustand häufig unmittelbar der REM-Schlaf, was beim Erwachsenen ungewöhnlich ist. Erst nach zwei bis drei Monaten kommt es zur Abfolge Wachzustand-Non-REM-Schlaf-REM-Schlaf. Der REM-Schlafanteil nimmt in den ersten Lebensmonaten rapide ab. Beim zwei bis drei Jahre alten Kleinkind ist er bereits von bei Geburt 50 Prozent auf 25 Prozent des Gesamtschlafs abgesunken, auf einen Wert, der sich nicht mehr wesentlich vom Schlaf des Erwachsenen unterscheidet.

Zusammenfassend lässt sich festhalten, dass die wesentlichen Elemente des Erwachsenenschlafes bereits im frühen Kindesalter vorhanden sind.

Mit fortschreitender Entwicklung beschränkt sich der Schlaf immer mehr auf die Nachtstunden, die Gesamtschlafdauer nimmt allmählich ab, und der REM-Schlafanteil verringert sich von der Hälfte auf weniger als ein Viertel des gesamten Schlafes. Ältere Menschen verbringen zunehmend weniger Zeit im Tiefschlaf, und die für dieses Schlafstadium charakteristischen langsamen Wellen (Deltawellen) sind seltener und weniger ausgeprägt. Der REM-Schlafanteil bleibt hingegen bis ins hohe Alter relativ konstant.

Schlafphasen

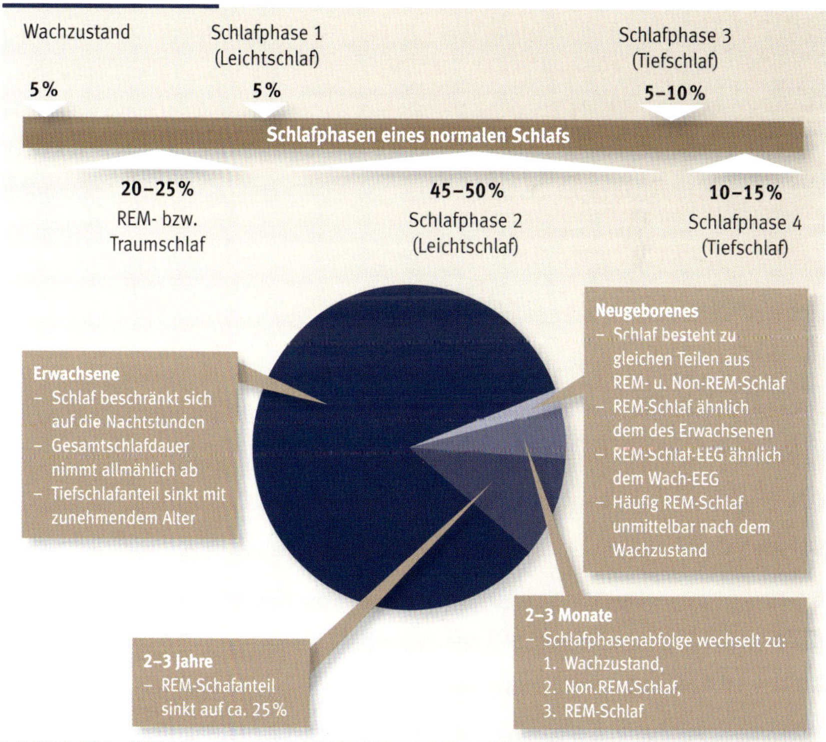

Schlafen vor Mitternacht?

Schon die Großeltern erzählten, dass der Schlaf vor Mitternacht der erholsamste sei. Tatsächlich hat diese Weisheit ihre wissenschaftliche Basis. Zwar ist der Schlaf vor Mitternacht nicht gesünder als der nach Mitternacht, doch herrscht in der ersten Nachthälfte eindeutig der Tiefschlaf vor. So findet man in den ersten 90 Minuten Schlaf den tiefsten Schlaf (das heißt etwa 30 Minuten im sogenannten Stadium 4), dazwischen taucht man kurz auf (über Stadium 3, 2, dann 1 in den REM-Schlaf) und fällt dann in den zweiten 90 Minuten wieder bis zur Stufe 4 herab – wenn auch etwas kürzer –, um erneut in den REM-Schlaf aufzutauchen (diesmal etwas länger). In den dritten 90 Minuten des Schlafes sinkt man nur noch bis Stufe 3 (länger) ab, taucht wieder in den REM-Schlaf auf und sinkt in den vierten 90 Minuten nur noch kurz ins Schlafstadium 3 ab, taucht noch länger auf und sinkt dann nur noch ins Schlafstadium 2 ab.

Man kann allgemein sagen: Wichtig ist vor allem störungsfreie Ruhe in den ersten 90 Minuten des Schlafes, da hier ein langer Tiefschlaf vorherrscht, während der Tiefschlaf in den zweiten 90 Minuten kürzer ist. Das ist allerdings unabhängig davon, ob man vor oder nach Mitternacht ins Bett geht.

Die Körperfunktionen im Schlaf

Der Schlaf ist ein Privileg, das nur wenige Lebewesen genießen. Im streng wissenschaftlichen Sinne schlafen nämlich nur Säugetiere und einige Vogelarten. Im Schlaf ist der Mensch körperlich nur wenig aktiv und nimmt die Umwelt kaum wahr. Körper und Geist fahren sozusagen auf „Sparflamme“. Jedoch hat die schlafmedizinische Forschung gezeigt, dass im Schlaf sehr viel mehr geschieht, als wir vermuten. Wahrscheinlich müssen wir regelmäßig schlafen, um uns zu erholen und Energie zu sparen. Einige Wissenschaftler vertreten die Theorie, dass während des Schlafes das Gehirn aufgeräumt würde. Neu Erlerntes würde dauerhaft „abgespeichert" und unwichtige Informationen gelöscht.

Die Körperfunktionen im Non-REM-Schlaf

Der Körper schaltet während des Schlafes auf eine andere Funktionsweise um. Eine Art komplexer, innerer Zeitplan, die sogenannte zirkadiane Rhythmik, regelt, welche „Arbeiten" verrichtet werden. Misst man im Blut das in der Nebennierenrinde produzierte „Stresshormon" Cortisol, so findet man niedrigere Werte nach dem Einschlafen als im vorangehenden Wachzustand. Umgekehrt verhält es sich mit dem Wachstumshormon, welches in der ersten Tiefschlafphase extrem hohe Werte erreicht. Es ist möglich, dass diese hormonellen Veränderungen nach Schlafbeginn eine Aktivierung von Aufbauvorgängen im Stoffwechsel bewirken.

Schlafphasen eines gestörten Schlafes

- Der Tiefschlafanteil vermindert sich.
- Der REM-Schlafanteil und damit die Traumzeit vermindert sich.
- Die Anzahl der Weckreaktionen nimmt deutlich zu.

Durch die Körpertemperatur steuert unsere innere Uhr außerdem, wann wir müde werden und schlafen wollen. In der Nacht ist unsere Körpertemperatur am niedrigsten – sie sinkt um einige Zehntelgrad – und unser Bedürfnis zu schlafen ist am größten. Gegen Morgen steigt unsere Körpertemperatur wieder und wir wachen auf.

Atmung und Puls werden langsamer und der Blutdruck sinkt. Es zeigt sich ein regelmäßiger Tag-Nacht-Rhythmus von Blutdruck und Herzfrequenz, deren nächtliche Werte etwa um 20 Prozent niedriger liegen als die Tageswerte. Das eigentliche Minimum ist in der Zeit zwischen 2 und

3 Uhr morgens erreicht. Vor dem Erwachen klettert der Blutdruck nach oben, ohne dass gleichzeitig die Herzfrequenz ansteigt. Diese zirkadianen Änderungen des Blutdrucks unterliegen mehreren Einflüssen wie Schlaf, Alter, Geschlecht, Zeitpunkt der Nahrungsaufnahme, Kalorienzufuhr und vor allem körperliche Aktivität. Doch daneben gibt es auch jahreszeitliche Schwankungen. So liegen die Blutdruckwerte im Winter höher als im Sommer. Bei Frauen besteht außerdem noch eine menstruationsabhängige Schwankung. Die niedrigsten Herzfrequenzen misst man während der Nacht. Nach dem Aufwachen steigt die Herzfrequenz an. Bei bettlägerigen Patienten findet sich gegen Mittag ein Maximum. Insgesamt wird die Herzfrequenz durch psychische und physische Einflüsse deutlich stärker beeinflusst als der Blutdruck.

Die Körperfunktionen im REM-Schlaf

Anders als im Non-REM-Schlaf kommt es im REM-Schlaf zu einer Aktivierung von Körpervorgängen. Mit dem Beginn einer REM-Schlafphase wird die Atmung unregelmäßig und auch Puls und Blutdruck zeigen kurzfristige Schwankungen. Eine weitere typische Begleiterscheinung dieses Schlafstadiums ist die Erektion des Penis. Das Schlafende kündigt sich bereits vor dem Erwachen an: Die Körpertemperatur und der Cortisolspiegel zeigen eine steigende Tendenz, Körperbewegungen werden häufiger. Es ist, als ob sich der Organismus bereits auf die bevorstehende Wachzeit vorbereitet. Wachen und Schlafen, Tag und Nacht stehen in einem komplizierten und empfindlichen Zusammenhang. Wird der Schlaf gestört, gerät dieses Zusammenspiel durcheinander und unser Körper gerät „ins Schleudern“.

Exkurs: Vom Schlaf der Tiere

Alle Lebewesen legen Ruhepausen ein. Bei niederen Tierarten ist es mehr ein Abschalten, sie machen Pause, bleiben aber mit ihrem Bewusst-

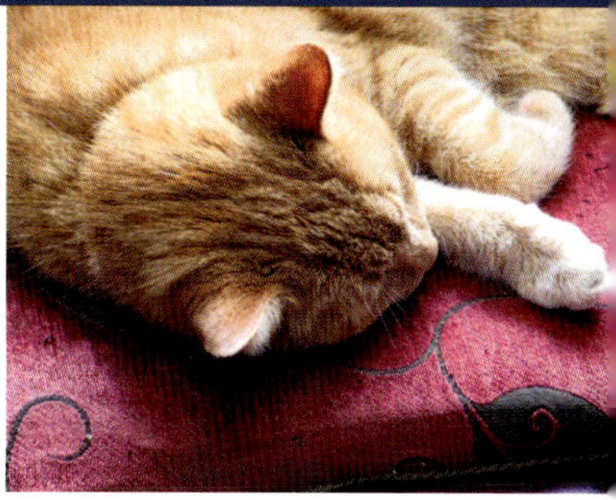

sein präsent. Die höheren Tierarten und der Mensch haben den Schlaf gemeinsam, wobei jede biologische Art ihren eigenen zirkadianen Rhythmus mit einer längeren Schlafphase und einer längeren Wachperiode hat. Je größer die Tiere sind, umso weniger schlafen sie. Das hängt mit dem Energievorrat zusammen, den ein Lebewesen speichern kann. Kleine Tiere haben im Vergleich zu ihrem Körpergewicht viel Körperoberfläche, sie geben dadurch mehr Energie ab.

Füchse, Ratten, Elefanten – schlafende Säugetiere

Viele Säugetiere bereiten ihren Schlaf mit einem sogenannten „Schlafritual" vor: Sie scharren sich eine Mulde oder kugeln sich in ein Nest ein. Sie legen sich nicht an einen beliebigen Ort zum Schlafen, sondern haben gleich bleibende Schlafplätze. Auch der Schlafort ist für jedes Tier verschieden. Während Fuchs und Bär eher schwer zugängliche Orte, beispielsweise Höhlen, für ihren Schlaf wählen, richten Hamster ihr Nest in einem Erdwall und Eichhörnchen auf einem Baum ein. Einige Menschenaffen schlafen auch auf Bäumen, doch richten sie sich ihren Schlafplatz jeden Abend neu ein. Von manchen Vögeln (Fasanen) weiß man, dass sie sich in einer Gruppe abends auf ihre Schlafbäume zurückziehen. Wie der Mensch nehmen auch Tiere typische Schlafstellungen ein. Die Katze schläft in gestreckter oder eingerollter Seitenlage, Kaninchen, Füchse oder Pferde in eingerollter Bauchlage oder Seitenlage. Am auffälligsten ist jedoch die Hängehaltung der Fledermäuse.

Wie beim Menschen beginnt auch bei Tieren der Schlaf mit dem Non-REM-Schlaf und geht anschließend in den REM-Schlaf über. Ein einzelner Non-REM-REM-Schlafzyklus dauert bei der Ratte lediglich zehn Minuten. Die Dauer einzelner Schlafstadien ist damit viel kürzer als beim Menschen. Es gibt auch Unterschiede in der Länge des Schlafes: Die Fledermaus zum Beispiel schläft 20 Stunden am Tag. Kuh, Pferd und

Elefant schlafen hingegen nur drei bis vier Stunden. Es gilt für Mensch und Tier gleichermaßen, dass sie im frühen Lebensalter einen sehr hohen REM-Schlafanteil zeigen, der im Lauf der Entwicklung rasch abnimmt. Im Vergleich ergab sich eine gewisse Beziehung zwischen Stoffwechsel und Schlaf verschiedener Tiere. Kleine Tiere, die im Allgemeinen einen intensiven Stoffwechsel haben und auch nicht lange leben (zum Beispiel der Igel mit einer Lebenserwartung von nur sechs Jahren), schlafen länger als die großen Tiere mit niedrigem Stoffwechsel und längerer Lebensdauer (ein Pferd etwa hat eine Lebenserwartung von ca. 35 Jahren).

Auch die Länge des Non-REM-REM-Schlafzyklus steht damit im Zusammenhang. Kleine Tiere mit niedrigem Hirngewicht und intensivem Stoffwechsel haben eine kürzere Zyklusdauer als große Tiere. Das lässt sich an folgenden Beispielen zeigen: Der Non-REM-REM-Schlafzyklus dauert bei der Ratte zehn Minuten, bei der Katze 28 Minuten, beim Menschen 90 Minuten und beim Elefanten 120 Minuten. Fazit: Ein kurzes, intensives Leben ist meist mit einer langen Schlafdauer und einem kurzen Schlafzyklus verbunden.

Der 200 Kilogramm schwere Tümmler – er gehört zur Familie der Delfine – lebt im Schwarzen Meer. EEG-Registrierungen bei diesen Tieren zeigten ein überraschendes Phänomen: Während einer Schlafepisode, die normalerweise 30–60 Minuten dauert, wies nur die eine Hirnhälfte ein typisches Schlaf-EEG auf, während die andere ein Wach-EEG zeigte. Sodann vertauschten die beiden Hälften ihre Rollen: Nun zeigte die bisher wache Hälfte ein Schlaf-EEG, während die andere „wach“ war. Gleichzeitiger Schlaf beider Hirnhemisphären war praktisch nie zu beobachten. Der Tümmler schläft also immer nur mit einer Hirnhälfte. Die Bedeutung dieser merkwürdigen Arbeitsteilung ist noch rätselhaft.

Wer schläft wie lange?

Katzen sind besonders gute Schläfer. Sie kommen auf 13 bis 14 Stunden pro Tag. Ständig bereit zu einem Nickerchen, verteilen sie ihre Schlafphasen über den ganzen Tag. Sie halten sich dadurch ständig fit für die Jagd.

Vögel haben kurze Phasen des REM-Schlafes, allerdings ohne die entsprechende Muskelentspannung. Vermutlich könnten sie sich sonst während des Schlafes nicht auf einem Ast halten. Sie schlafen etwa acht Stunden pro Nacht.

Delfine schlafen abwechselnd mit der rechten oder linken Gehirnhälfte. Die jeweils andere Gehirnhälfte bleibt unterdessen wach und ist für die bewusste Atmung verantwortlich.

Reptilien legen Ruhepausen ein, wobei sich ihre Gehirnaktivität verlangsamt. Mit ihrem Bewusstsein bleiben sie jedoch stets präsent.

Hamster dösen mehr oder weniger den ganzen Tag. Sie kommen auf 15 Stunden Schlaf.

Fledermäuse verschlafen fast ihr ganzes Leben. Nur für drei oder vier Stunden am Tag sind sie wach.

Pferde sind mit drei Stunden Schlaf zufrieden.

Der Winterschlaf

Für viele Tiere ist der Winter eine bedrohliche Jahreszeit. Zugvögel müssen große Entfernungen zurücklegen, um sich im Herbst in wärmere Regionen zu begeben. Säugetiere können der winterlichen Kälte nicht entrinnen. So begegnen einige von ihnen dieser Gefahr durch eine innere Umstellung: Sie drosseln Atmung und Kreislauf auf ein Minimum und begeben sich in einen schlafähnlichen Ruhezustand. Die Körpertemperatur kann dabei bis fast auf den Gefrierpunkt absinken und der Stoffwechsel bis auf zehn bis 15 Prozent des Normalwertes gedrosselt werden. Igel, Fledermäuse, Wiesel, Murmeltiere, Hamster und Schlafmäuse pflegen einen echten Winterschlaf. Während dieser

So lange schlafen Säugetiere pro Tag

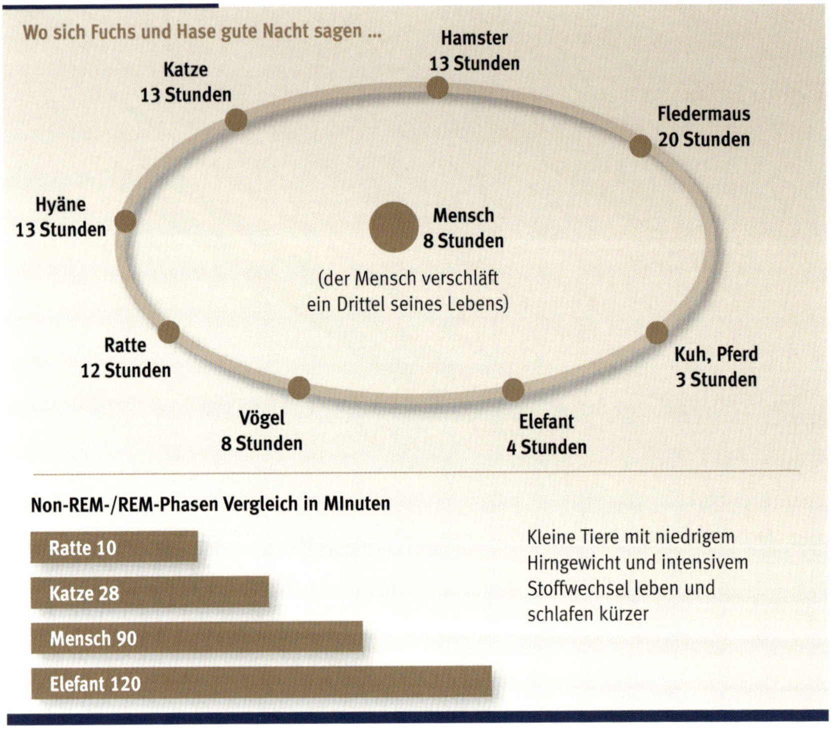

winterlichen Ruhezeit ziehen sich die meisten Tiere in ihren Bau zurück und zehren von ihren Fettreserven, die sie nach und nach aufbrauchen. Andere Tiere wie Eichhörnchen, Präriehunde und Braunbären machen keinen eigentlichen Winterschlaf, sondern begeben sich in eine „Winterruhe", während der Körpertemperatur, Atmung und Herztätigkeit nicht stärker reduziert werden als im normalen Schlaf.

Es zeigte sich, dass der Übergang in den Winterschlaf aus dem Non-REM-Schlaf erfolgt. Herrscht wie zum Beispiel bei der Schlafmaus nur ein leichter Winterschlaf vor, wobei die Körpertemperatur nicht stark absinkt, kann man einen kontinuierlichen Non-REM-Schlaf registrieren, während der REM-Schlaf überhaupt nicht zu beobachten ist. Dagegen sind im eigentlichen tiefen Winterschlaf die Hirnstromkurven flach und mit jenen des natürlichen Schlafes nicht vergleichbar.

Nach heutigen Kenntnissen sind der normale Tages- oder Nachtschlaf und der Winterschlaf verschiedene Vorgänge. Man kann sich dennoch fragen, ob der Non-REM-Schlaf nicht doch eine gewisse Verwandtschaft mit dem Winterschlaf zeigt. Der nach Schlafbeginn auftretende Tiefschlaf (Stadium 3 und 4 des Non-REM-Schlafes beim Menschen) ist ebenfalls durch ein deutliches Absinken der Körpertemperatur sowie durch eine Verlangsamung von Atmung und Herztätigkeit gekennzeichnet. Der Zustand von Ruhe und Bewusstseinseinschränkung, in dem wir die kältere, dunkle Nachtzeit verbringen, hat vielleicht doch mehr Gemeinsamkeiten mit jenem „Schlaf“, in welchem gewisse Tiere die kalte, dunkle Jahreszeit überstehen.

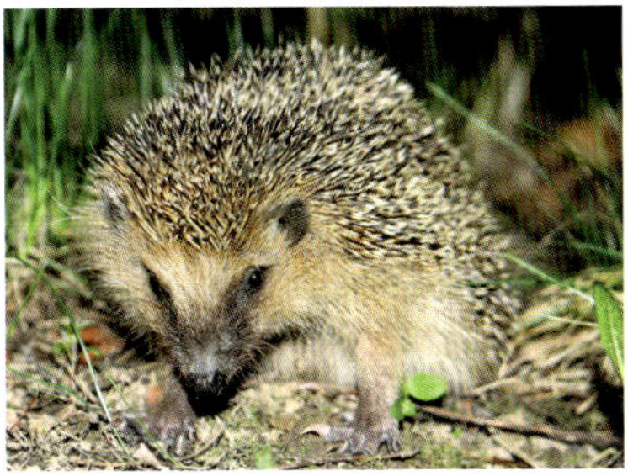

Diagnostik in der Schlafmedizin

Probleme mit dem Schlafen sind weit verbreitet. Zehn bis 15 Prozent der Bevölkerung in den westlichen Industrieländern leiden unter schweren, oft behandlungsbedürftigen Schlafstörungen. Die Ärzte unterscheiden 80 verschiedene Krankheitsbilder. Die Ursachen können sozialer, psychischer oder körperlicher Herkunft sein. Klassische Erkrankungen der inneren Organe (Herz-Kreislauf-Erkrankungen, Blutarmut, Magen-Darm-Leiden, Stoffwechselkrankheiten, Schilddrüsenunterfunktion), des Nervensystems (unruhige Beine, diabetische Polyneuropathien, parkinsonsche Erkrankung, Hirndurchblutungsstörungen), psychische Erkrankungen (Depressionen, Schizophrenien, Angstneurosen, Alkohol- und Medikamentenabhängigkeit) und Krankheiten, die mit Schmerzen einhergehen, werden oft von Schlafstörungen begleitet. Schlafstörungen können ihre Ursachen aber auch in Schichtarbeit, chronischer Überforderung, Arbeitslosigkeit oder anhaltenden Konfliktsituationen haben.

Eine weitere bedeutende Ursache stellen die sogenannten „schlafbezogenen Atmungsstörungen (SBAS)" dar. Unter diesem Oberbegriff werden Krankheiten zusammengefasst, bei denen der Schlaf durch eine veränderte Atmung gestört wird.

Im Zentrum dieser SBAS steht das Schlafapnoe-Syndrom. Bei der häufigsten Form, der obstruktiven Schlafapnoe, tritt durch verminderte Muskelspannung ein Kollaps im Rachenbereich auf, der den Atemweg kurzzeitig verlegt.

An der Vielzahl der Ursachen ist zu erkennen, dass der behandelnde Arzt über ein ausreichendes Wissen aller in Frage kommenden Ursachen verfügen sollte. Bevor gerätetechnische Untersuchungen zum Einsatz kommen, kann bereits mittels ausführlicher Befragung (Anamnese) ein Großteil der möglichen Ursachen ausgeschlossen und der Verdacht in eine bestimmte Richtung gelenkt werden. Bei der Erhebung der Vorgeschichte helfen auch standardisierte Fragebögen. Nach einer körperlichen Untersuchung kann der Hausarzt, an den sich der Patient in aller Regel wendet, entscheiden, ob ein Internist, ein Lungenfacharzt, ein Neurologe, ein Psychiater, ein HNO-Arzt oder direkt der speziell ausgebildete Schlafmediziner der beste Ansprechpartner ist. Seit 2005 ist die Schlafmedizin eine anerkannte Zusatzbezeichnung in Deutschland. Schlafmediziner oder „Somnologe“ darf sich nur nennen, wer gewisse Voraussetzungen in der Facharztausbildung erfüllt, eine mindestens zweijährige Tätigkeit in der Schlafmedizin nachweisen kann und zusätzlich die schafmedizinische Prüfung vor der Ärztekammer besteht.

Wer kann helfen?

Kommen als Ursache für eine Schlafstörung internistische, neurologische oder psychiatrische Ursachen in Betracht, müssen diese weiter abgeklärt werden.

Hegt der Hausarzt den Verdacht, dass aufgrund der Beschwerden ein Schlafapnoe-Syndrom oder eine sogenannte „schlafbezogene Atemstörung“ vorliegt, so wird an einen Spezialisten überwiesen. Zu solchen Spezialisten zählen üblicherweise:

- Lungenfachärzte,
- Internisten mit der Zusatzbezeichnung Lungen- und Bronchialheilkunde,
- Ärzte mit der Zusatzbezeichnung Schlafmedizin.

Gelegentlich bieten auch Internisten, Internisten mit der Zusatzbezeichnung Kardiologie, Neurologen und HNO-Ärzte die Möglichkeit zur Schlafapnoe-Diagnostik an. Diese Ärzte führen ein sogenanntes Schlafapnoe-Screening, eine „Polygraphie“ durch. Zeigt sich in dieser Untersuchung ein krankhafter Befund, so wird der Patient in der Regel in einem Schlaflabor weiter untersucht. Derzeit sind viele dieser

Fallbeispiele aus dem Schlaflabor

Sekundenschlaf und Schlafapnoe
Arnold K. wartet schon. Für ihn ist es die zweite Nacht im Schlaflabor. Er ist 48 Jahre alt, von Beruf LKW-Fahrer. Den Sekundenschlaf am Steuer kennt er, er will sein Leben nicht noch einmal riskieren. Arnold K. leidet unter Schlafapnoe, die Atemmaske hat er bereits bekommen, aber mit dem Atmen klappt es nicht. „Ich habe das Gefühl, die Maske bestimmt, wie ich atmen soll", klagt er. Im Schlaflabor soll er lernen, dass er nicht gegen das Gerät arbeiten darf und dass er es selbst ist, der atmet. Doch Arnold K. traut seinem eigenen Atmen nicht.
Er will überwacht werden, damit sofort gehandelt werden kann, wenn er während des Schlafes mit dem Atmen aufhört. Die Angst der Patienten, wenn das Atmen nicht mehr funktioniert, ist in der Schlafmedizin häufig. Unter Anleitung lernen sie, wie man mit einer Maske atmet, wie man in einen Atemrhythmus kommt, wie man sich in den Atem fallen lässt und darauf vertraut.

Plötzliches Einnicken
Mehmet L. kommt aus Ägypten. Mit einem Dolmetscher wartet er auf die Anweisungen für die kommende Nacht. Im Schlaflabor wird ihm erklärt, was diese Nacht gemacht wird und dass er vor der Messung ein Bier trinken muss. Mit Alkohol im Blut lässt die Muskelspannung stärker nach, die Luftwege werden enger und die Messwerte eindeutiger. Mehmet L. ist Geschäftsmann. Bei Besprechungen mit Kunden ist er schon mehrfach eingenickt, eine peinliche Angelegenheit bei der Abwicklung von Geschäften. Sein Dolmetscher und Freund aus Deutschland gab ihm den Rat, in ein Schlaflabor zu gehen. Die erste Nacht im Labor hat er schon hinter sich. Sie war nicht besonders ergiebig, meistens lag er wach, und so muss noch einmal gemessen werden.

Atemstillstände

Annemarie H. ist 51 Jahre alt, sie ist in Gelsenkirchen geboren. Es ist ihre zweite Nacht in einem Schlaflabor. Die Diagnose der ersten Nacht war eindeutig, Annemarie H. hatte Atemstillstände, sie braucht eine Atemmaske. Schritt um Schritt wurde ihr in der Praxis eine Maske angepasst und das Atemgerät erklärt, sie weiß ungefähr, was in dieser Nacht geschehen wird. Dass sie lernen muss, mit der Maske zu atmen. Sie weiß, dass sie diese Maske jetzt immer braucht, jede Nacht, ein Leben lang. Sie hat Bluthochdruck und vor acht Jahren schon einmal einen Herzinfarkt. Ohne Maske sinkt ihre Lebenserwartung deutlich und ihre Müdigkeit am Tage wird bleiben.

Allgemeine Schlafstörungen

Probleme mit dem Schlafen sind weit verbreitet. Die Ursachen können sowohl sozialer als auch psychischer oder körperlicher Herkunft sein. Klassische Erkrankungen der inneren Organe oder des Nervensystems werden oft von Schlafstörungen begleitet.

Ein gestörter Schlaf macht sich auf vielfältige Weise bemerkbar: Das Einschlafen dauert unerträglich lange, man wacht nachts immer wieder auf, liegt lange wach. Manche Menschen schwitzen ungewöhnlich viel, andere müssen nachts immer wieder zur Toilette gehen. Nach dem Aufwachen ist der Nacken verspannt, und die Muskeln schmerzen. Man fühlt sich müde und erschöpft, manchmal schläft man, ohne es zu wollen, tagsüber ein. Man kann sich schlechter konzentrieren, ist nicht mehr so leistungsfähig wie früher. Der permanente Schlafmangel schlägt auf die Stimmung: Man fühlt sich unwohl, ängstlich und niedergeschlagen.

Schlafstatistik

In der Bundesrepublik Deutschland leiden etwa 15 Prozent der Bevölkerung unter Schlafstörungen. Von den Betroffenen klagen:
15–20 % über Einschlafstörungen,
20 % über Durchschlafstörungen,
25 % über eine zu kurze Schlafdauer.
Der Anteil seelisch bedingter Schlafstörungen beträgt ungefähr 60–70 %, der Anteil körperlich bedingter Schlafstörungen beträgt immerhin 30–40 %.

Die schlaflose Gesellschaft

Die Schlafforscher schlagen Alarm. Sie sprechen von einer heimlichen Schlafstörungsepidemie. Verbunden mit den Schlafstörungen ist eine permanente Müdigkeit, die tödliche Fehler verursachen kann. Bei etwa einem Drittel der Autounfälle mit tödlichem Ausgang war die Ursache „Sekundenschlaf". Laut Unfallstatistiken wird nahezu jeder vierte Unfall im Straßenverkehr durch Einschlafen am Steuer verursacht. Der Sekundenschlaf gehört zusammen mit Alkohol und überhöhter Geschwindigkeit zu den häufigsten Ursachen von Verkehrsunfällen. Nicht jeder Sekundenschlaf verursacht einen Unfall, oft kommt man einfach mit dem Schrecken davon. Das bedeutet, dass es eine hohe Dunkelziffer gibt.

Gründe für Schlaf-Wach-Störungen

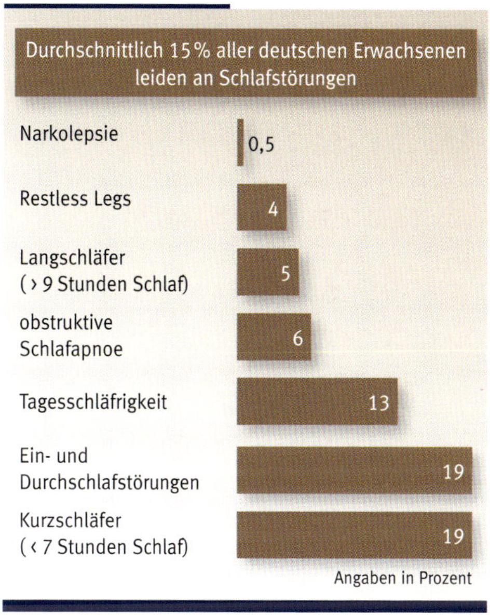

Der „gestörte" Schlaf

Nach Angaben der Schlafmediziner schläft die Hälfte der Bevölkerung zu wenig. Der Schlafentzug ist nicht in jedem Fall freiwillig. Der gestörte Schlaf zeigt sich in vielen Facetten:

- Man kann einfach nicht einschlafen.
- Man kann einschlafen, wird aber bald wieder wach.
- Man wacht morgens viel zu früh auf und kann vor dem Aufstehen nicht mehr einschlafen.
- Man wacht morgens auf und hat das Gefühl, überhaupt nicht richtig geschlafen zu haben.
- Man fühlt sich tagsüber müde und zerschlagen.
- Man kann ohne Schlafmittel überhaupt nicht einschlafen.

- Man möchte einschlafen, aber die Beine werden unruhig und die Waden fangen an zu zucken.

So verbringt man die Nacht, mal wachend, mal schlafend und ist froh, wenn es vorbei ist und fürchtet das Aufstehen. Der Schlaf kommt und geht, wie er will. Für viele ist die Beziehung zum Schlaf kompliziert. Erst wenn es vorbei ist, wenn man also wach ist, spürt man, wie gut der Schlaf war. Ein einheitliches Maß gibt es dafür nicht. Die einen sind nach fünf Stunden fit und ausgeschlafen, die anderen leiden, dass sie nur fünf Stunden schlafen können. Entscheidend für die Beurteilung des Schlafes ist das Gefühl. Wie fühlen wir uns beim Aufstehen, wie fühlen wir uns im Verlauf des Tages?

Nach der internationalen Klassifikation der Schlafstörungen (ICSD = International Classification of Sleep Disorders, 1991) liegt dann eine Störung vor,

- wenn man unter seinem Schlaf leidet und
- wenn man unter Tagesmüdigkeit leidet und sich in seinen Aktivitäten beeinträchtigt fühlt.

Unter den ersten Punkt fallen damit die Störungen, bei denen der Schlaf spürbar ausbleibt. Aus psychischen oder körperlichen Gründen kann man einfach nicht schlafen. Dabei überwiegen die psychischen Ursachen. Bei 60 bis 70 Prozent der Schlafstörungen sind es seelische Konflikte, die den Schlaf rauben, bei 30 bis 40 Prozent hat die Schlaflosigkeit körperliche Ursachen.

Menschen aus der zweiten Gruppe, die nach einer durchgeschlafenen Nacht erschöpft aufwachen, leiden häufig unter einer Schlafapnoe, einer Verengung der Atemwege. Fast eine Million Menschen in Deutschland haben beim Schlafen lebensbedrohliche Atemprobleme. Besonders betroffen sind Männer im Alter zwischen 40 und 60 Jahren, doch die Schlafapnoe kommt in allen Altersgruppen vor, selbst Säuglinge können darunter leiden.

Patientenberichte Herta D. und Herbert M.

Herta D. ist 55 Jahre alt und hat, soweit sie sich erinnern kann, Probleme mit dem Schlafen. Vor Mitternacht geht sie nicht ins Bett, weil sie sowieso nicht einschlafen kann, um sieben oder um acht Uhr steht sie auf. Sie fühlt sich noch sehr müde, aber sie kann nicht mehr einschlafen.

Herbert M. schläft fast zehn Stunden. Von daher würde er nie behaupten, dass er Probleme mit dem Schlafen hat, im Gegenteil. Trotzdem fühlt er sich nach den zehn Stunden nicht ausgeschlafen. Damit fällt auch sein Schlaf in die Klassifikation der Schlafstörungen.

Warum klappt es mit dem Schlafen nicht?

Mit dieser Frage quälen sich nicht nur die Schlaflosen nachts im Bett, es ist die Schlüsselfrage der Schlafmedizin. Schlafstörungen sind, ähnlich wie Kopfschmerzen, ein Symptom. Bei vielen körperlichen Krankheiten, wie Herz-Kreislauf-Erkrankungen, Blutarmut, Magen-Darm-Leiden, Stoffwechselkrankheiten, neurologische Krankheiten, diabetische Polyneuropathien sowie bei allen Krankheiten, die mit Schmerzen einhergehen gibt es Schlafstörungen. Aber auch viele psychische sowie psychiatrische Krankheiten, wie Depressionen, Schizophrenien, Angstneurosen, Alkohol- und Medikamentenabhängigkeit verursachen Schlafprobleme.

Schlafstörungen können ihre Ursachen aber auch in Schichtarbeit, chronischer Überforderung, Arbeitslosigkeit oder anhaltenden Konfliktsituationen haben.

Bei den aufgeführten Ursachen von Schlafstörungen handelt es sich um eine unvollständige Liste. Selbstverständlich ist es sinnvoll, diese vor einer rein symptomatischen Behandlung der Schlafstörungen ärztlich abzuklären. Es muss die Frage gestellt werden, inwieweit die Ursachen behandelt oder gelindert werden können. Eine rein symptomatische Behandlung mit Schlafmitteln verschlimmert das Problem oder die Grunderkrankung. Denn anhaltende Schlafstörungen erhöhen die Sterblichkeit der Betroffenen. Von ebenso großer Tragweite sind die Folgeerkrankungen, die sich aus einer unbehandelten Schlafstörung ergeben. Patienten mit Schlafapnoe-Syndrom, einer nächtlichen Atmungsstörung, erkranken frühzeitiger an Bluthochdruck, Herzinfarkt oder Schlaganfall.

Die internationale Klassifikation der Schlafstörungen (ICSD = International Classification of Sleep Disorders, 1991) legt nicht nur die allgemeine Definition, was eine Schlafstörung ausmacht, fest. Sie teilt auch alle Ursachen von Schlafstörungen nach bestimmten Mustern ein und fasst einzelne Erkrankungen in Gruppen zusammen. So zählt beispielsweise die höheninduzierte Schlafstörung (Aufenthalt in Peru) zu den Schlafstörungen durch äußere Ursachen („extrinsisch"), die Schlafapnoe als Folge eines körpereigenen Problems unabhängig von äußeren Einflüssen zu den Schlafstörungen innerer Ursache („intrinsisch"). Einige der gelisteten Schlafstörungen sind ohne weitere Erklärung verständlich (wie die umweltbedingte Schlafstörung, also beispielsweise das Wohnen und Schlafen an einer lauten, viel befahrenen Straße). Andere unterscheiden sich in ihrer Bedeutung sowohl bezogen auf die Häufigkeit als auch auf die Schwere der Folgen. Es werden nachfolgend die wichtigsten Krankheitsbilder entsprechend ihrer Bedeutung behandelt, ohne dabei genau der Einteilung der ICSD zu folgen:

1. Dyssomnien

- Intrinsische Schlafstörungen
- Extrinsische Schlafstörungen
- Störungen der zirkadianen Rhythmik

2. Parasomnien
- Aufwachstörungen (Arousalstörungen)
- Störungen des Schlaf-Wach-Übergangs
- REM-Schlaf-assoziierte Parasomnien
- andere Parasomnien

3. Schlafstörungen bei körperlichen/psychiatrischen Erkrankungen
- Bei psychischen Störungen
- Bei neurologischen Erkrankungen
- Bei anderen körperlichen Erkrankungen

Die Schlafstörung

Bei einer Umfrage von Personen mittleren Alters gab mehr als die Hälfte der Befragten an, gelegentlich an Schlafstörungen zu leiden. Bei sieben Prozent der Männer und zwölf Prozent der Frauen war der Schlaf fast jede Nacht gestört. In einer amerikanischen Erhebung bei erwachsenen Personen war bei sechs Prozent der Befragten der Schlaf so gestört, dass sie ärztliche Hilfe suchten. Bei ungefähr der Hälfte der schlafgestörten Patienten verschrieb der Arzt ein Schlafmittel.
In allen Umfragen fallen zwei Befunde auf:
1. Schlafstörungen sind bei Frauen häufiger als bei Männern.
2. Schlafstörungen nehmen mit fortschreitendem Alter zu.

Die Störungen äußern sich gewöhnlich in drei verschiedenen Formen, die einzeln, aber auch zusammen auftreten können:
Einschlafstörung
Durchschlafstörung
Zu frühes morgendliches Erwachen

Die bekannteste Störung ist die Einschlafstörung, die sich in einem quälenden Wachliegen äußert, das in Extremfällen mehrere Stunden andauert. Während gute Schläfer ins Bett gehen und innerhalb von wenigen Minuten in den Schlaf sinken, lässt bei Schlafgestörten das Einschlafen lange auf sich warten. Die zweite Form der Schlafstörung äußert sich im häufigen nächtlichen Erwachen. Der Schlaf ist zu oberflächlich. Der Schlafende wacht oft auf, schläft meistens sogleich wieder ein, kann aber auch längere Zeit wach liegen. Diese Form der Schlafstörung wird auch als Durchschlafstörung bezeichnet.

Problem Schlaflosigkeit: Was bringt einen um den Schlaf?

„Schlaflos in Seattle"

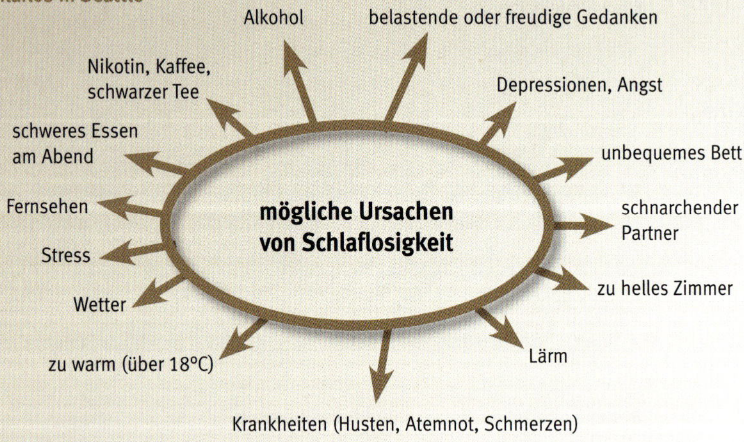

Schlafstörungen:

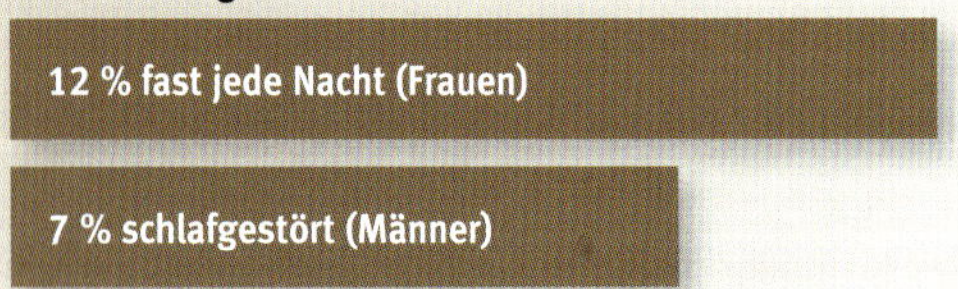

Schlafstörungen sind bei Frauen häufiger und nehmen mit fortschreitendem Alter zu.

Eine dritte Störung ist das vorzeitige Erwachen in den Morgenstunden. Der Schlafgestörte erwacht beispielsweise um vier Uhr morgens und kann nicht mehr einschlafen.

Subjektives Empfinden oder objektive Messung?

Interessanterweise gibt es eine beträchtliche Zahl von Schlafgestörten, die zwar angeben, während der ganzen Nacht kein Auge geschlossen zu haben, gemäß den Registrierungen im Schlaflabor aber mehrere Stunden lang geschlafen haben. Häufig überschätzen diese Personen die Zeit, die sie bis zum Einschlafen benötigen. So gaben in einer größeren Untersuchung schlafgestörte Patienten an, im Mittel mehr als eine Stunde zum Einschlafen zu benötigen, während Registrierungen eine Einschlafzeit von weniger als dreißig Minuten ergaben. Gestörter, schlechter Schlaf basiert, ähnlich wie das Schmerzgefühl, auf dem eigenen Erleben. Deswegen ist es sinnlos, die Erfahrungstatsache aufgrund objektiver Messgrößen in Frage zu stellen. Welche Aspekte des Schlafes sind für das Gefühl, gut und erholsam zu schlafen, wesentlich? In dieser Hinsicht bestehen individuelle Unterschiede. Es wäre ein großer Fortschritt, wenn ein Zusammenhang zwischen objektiven Messgrößen (beispielsweise bestimmte EEG-Muster) und der subjektiven Schlafqualität gefunden werden könnte. Es ist möglich, dass Schlafgestörte eine Gruppe in der Bevölkerung bilden, die besonders empfindlich auf Schlafveränderungen und Schlafentzug reagiert und diese auch negativ bewertet. Man vermutet, dass bei solchen Personen Körperfunktionen auch nach dem Einschlafen aktiviert bleiben und daher der objektiv feststellbare Schlaf subjektiv nicht als Schlaf erlebt wird.

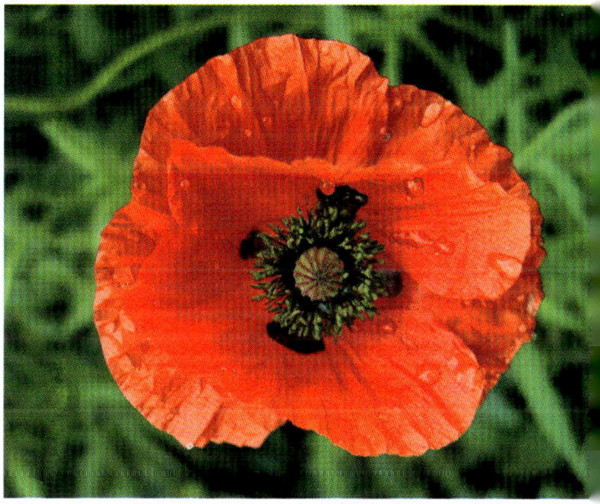

Die Ursachen der Schlaflosigkeit

Bei einigen Schlafgestörten dominieren Depressionen sowie Angstgefühle, und die Schlafstörung ist in diesen Fällen Ausdruck einer psychischen Störung. Doch nicht nur belastende, auch freudige Gedanken können das Einschlafen verzögern. Oft sind es Krankheiten, die den Schlaf beeinträchtigen: Schmerzen hindern den Kranken am Schlaf. Bei anderen Patienten sind es der quälende Husten oder die Atemnot, die den Schlaf nachts unterbrechen.

Bei Gesunden finden sich oft Bedingungen der Umgebung und Umwelt, die den Schlaf stören. Schließlich wird auch das Wetter als eine definierbare Ursache von Schlafstörungen angegeben. Eine der wenigen Untersuchungen zu diesem Thema ergab, dass sowohl besonders hoher wie besonders niedriger Luftdruck das Schlafbedürfnis tagsüber begünstigen. Leider ist aber über den Zusammenhang zwischen Wetter und Schlaf noch zu wenig bekannt.

Es ist eine Erfahrungstatsache, dass man am besten in vertrauter Umgebung schläft. Ein fremdes Bett in einem Hotelzimmer und nächtliche ungewohnte Geräusche können den Schlaf beeinträchtigen. Auch Versuchspersonen, die im Schlaflabor untersucht werden, schlafen gewöhnlich in der ersten Nacht schlecht. Ihre Einschlafzeit ist verlängert, die erste REM-Schlafepisode tritt verspätet ein, Stadienwechsel und kurze Aufwachphasen sind häufig.

Nicht nur die Bedingungen nachts, sondern auch die dem Schlaf vorangehende Zeit kann den Schlaf beeinflussen. So ist eine ungewöhnlich intensive körperliche oder geistige Tätigkeit in den Abendstunden dem Schlaf abträglich. Auch eine schwere Mahlzeit kann sich abends störend auswirken, besonders dann, wenn sie mit reichlich Genuss von Alkohol, Kaffee oder Nikotin verbunden ist. Vor allem im fortgeschrittenen Alter treten häufig Schlafstörungen auf, ohne dass diese auf eine bestimmte Ursache zurückgeführt werden könnten. Offenbar wird im Alter der Schlaf „brüchiger“ und kann nicht mehr über mehrere

Stunden ununterbrochen andauern. Solche altersbedingten Schlafveränderungen können, müssen aber nicht, als Störung erlebt werden. Es gibt zahlreiche kleinere Ursachen, denen keine Krankheit zugrunde liegt, die aber den Schlaf rauben können. Zu solchen Ursachen gehören:

- Schnarchen des Partners im Bett nebenan,
- Dauerstress und dauernde Anspannung, man kann nicht abschalten, der Körper produziert Stresshormone (Adrenalin, Cortisol), der Blutdruck ist zu hoch, der Stoffwechsel ist beschleunigt,
- Eheprobleme,
- Probleme am Arbeitsplatz,
- Sorgen und Ängste.

Wann ist der Arzt gefragt?
Bei schweren Schlafstörungen unbekannter Ursache muss der Arzt klären, ob verborgene psychische Störungen vorliegen. Schlafstörungen sind oft ein erstes Anzeichen einer Depression, die nicht auf Anhieb erkennbar ist. In solchen Fällen muss sich die Behandlung auf die eigentliche Erkrankung, nicht auf das Symptom Schlafstörung richten. Auch bei anderen psychischen Erkrankungen und Suchtkrankheiten, wie etwa Alkoholismus, sind Schlafstörungen häufig. Im Alter nehmen Klagen über schlechten Schlaf drastisch zu, was sich auch im hohen Schlafmittelverbrauch widerspiegelt. Ob der häufig unterbrochene und subjektiv unbefriedigende Nachtschlaf auf einen normalen Alterungsprozess des Organismus zurückzuführen ist oder ob er als Folge krankhafter Veränderungen betrachtet werden muss, ist schwer zu entscheiden.

Was sollten Sie meiden?

- Schweres Essen spät abends, denn das aktivierte Verdauungssystem beeinträchtigt den Schlaf.

- Alkohol kann zwar das Einschlafen fördern, führt aber zu flacherem Schlaf und nächtlichem Aufwachen. Auch Albträume können eine Folge des Alkoholgenusses sein.
- Nikotin wirkt anregend, sollte daher vermieden werden.
- Kaffee oder Schwarztee haben ebenfalls eine stark anregende Wirkung.
- Aufregende Fernsehsendungen können das Einschlafen behindern.
- Lärm in jeder Form ist ein Schlafkiller. Das Schlafzimmer an einer nachts belebten Straße führt zu häufig unterbrochenem Schlaf.
- Die Zimmertemperatur sollte nicht über 18 °C liegen.
- Das Zimmer sollte dunkel sein, da Licht den Schlaf negativ beeinflussen kann.
- Die Matratze sollte nicht zu hart sein, aber auch nicht durchhängen.

Psychogene Schlafstörungen

Diese psychophysiologische Schlafstörung ist häufig das Ergebnis einer Fehlprogrammierung des Schlafes durch ungünstige Schlafgewohnheiten. Unregelmäßigkeiten beim Schlafengehen gehören dazu ebenso wie ein „zu-langes-im-Bett-liegen". Aktivitäten im Bett, wie Probleme besprechen, Grübeln, langes Lesen, Fernsehen oder auch zu starke Erwartungen an das eigene Schlafen verhindern ungewollt den Schlaf.

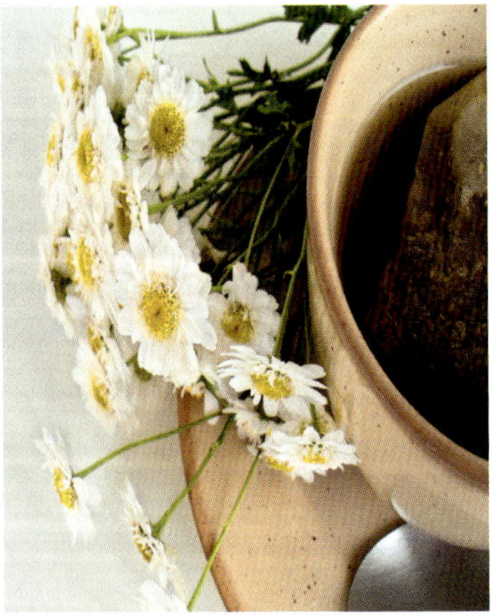

Psychoreaktive Schlafstörung

Ursache sind meist einschneidende Veränderungen im Leben des Betroffenen, beispielsweise Sorgen um den Arbeitsplatz, Partnerprobleme, bevorstehende Prüfungen oder der Tod einer nahe stehenden Person. Auch freudige Ereignisse gehören dazu. Die Betroffenen wissen meist sehr genau, was sie „um den Schlaf bringt". Manchmal klingt diese Schlafstörung mit zunehmender Gewöhnung an die neuen Lebensumstände von selbst ab, manchmal bleibt sie aber auch bestehen und sollte dann behandelt werden.

Schlafwahrnehmungsstörung

Betroffene dieser Schlafstörung sind der festen Überzeugung, zu wenig oder zu schlecht zu schlafen, obwohl die Untersuchung im Schlaflabor deutlich belegt, dass gut und ausreichend geschlafen wird. Die Qualität des eigenen Schlafes wird falsch wahrgenommen. Gerade Phasen leichten Schlafes nimmt man manchmal gar nicht als Schlaf wahr. Man macht sich also unnötige Sorgen um den Schlaf.

Schlafmangelsyndrom

Die Betroffenen schlafen regelmäßig aufgrund äußerer Umstände zu kurz. Dahinter steht die Neigung, das Schlafbedürfnis gegenüber anderen Interessen und Aufgaben zurückzustellen: Fernsehen, berufliche Arbeiten, Geselligkeit. Dadurch gerät der Körper in einen Erschöpfungszustand mit vielen denkbaren körperlichen Beeinträchtigungen, aber auch Stimmungseinbrüchen, Gereiztheit, Unkonzentriertheit, Vergesslichkeit.

Depressive Erkrankungen

Schlafstörungen können Vorboten wie auch Symptome einer Depression sein. Die meisten Betroffenen können nicht gut einschlafen. Sie wachen nachts häufiger auf und erwachen morgens früher als gewohnt. Quälende Gedanken halten sie vom Schlafen ab. Viele klagen über schlechte Träume. Werden derartige Schlafstörungen diagnostiziert, dann sollte in jedem Fall auch die Grunderkrankung behandelt werden.

Angsterkrankungen

Auch Angsterkrankungen gehen häufig mit Ein- und Durchschlafproblemen einher. Betroffene wachen in der Nacht mit Herzjagen, Schweißausbrüchen und Atemnot auf. Manchmal sind Albträume der Grund, manchmal treten solche Panikattacken auch ganz spontan auf. Ihre Angst und zwanghafte Gedanken hindern viele Patienten daran, wieder einzuschlafen.

Posttraumatische Belastungsstörungen

Schwere traumatische Erlebnisse – wie zum Beispiel Unfälle, Gewalt, Missbrauch, Kriegsereignisse oder Naturkatastrophen – verfolgen die Betroffenen oft ein Leben lang. Man spricht von einer „posttraumatischen Belastungsstörung". Tagsüber kann es gelingen, diese Erlebnisse und Bilder zu verdrängen; nachts brechen sie häufig ungewollt wieder auf: in Form von gestörtem Schlaf, von Ängsten, von Träumen und Albträumen. Bei der Bewältigung solcher Erlebnisse sollte und kann dem Betroffenen psychotherapeutisch geholfen werden.

Alkoholabhängigkeit

Der ständige Konsum von Alkohol kann die normale Schlafstruktur zerstören. Man schläft unter Einfluss von Alkohol zwar schneller ein, doch auf Dauer werden Tief- und REM-Schlaf unterdrückt. Im Laufe der Nacht, wenn der Alkohol im Körper abgebaut wird, kommt es zu Entzugserscheinungen. Albträume stellen sich ein oder die Betroffenen schlafen unruhig und wachen unerwartet auf.

Schlafstörung bei Hypnotikaabhängigkeit

Durch eine dauerhafte Einnahme von Hypnotika kann sich der Körper an die synthetische Schlafhilfe gewöhnen. Oft muss die Dosis des Medikamentes erhöht werden, denn der Körper spricht nicht mehr wie gewohnt auf die Einnahme an. Nach dem Absetzen von Hypnotika tritt häufig eine noch größere Schlaflosigkeit auf als vor der Einnahme der Schlafmittel. Die Beschwerden können längere Zeit andauern und am Tage zu Schwindel, Ruhelosigkeit und Übelkeit führen.

Schlafstörung bei Stimulanzienabhängigkeit

Die Einnahme von sogenannten Stimulanzien, wie Amphetaminen, Nikotin, Koffein oder Appetitzüglern, kann den Schlaf verkürzen oder völlig unterdrücken. Auch die Wirkstoffe einiger Medikamente, wie etwa Theophyllin (Wirkstoff gegen Asthma), können sich negativ auf Schlafdauer und Schlafqualität auswirken.

Altersbedingte Veränderungen des Schlafes

Die weit verbreitete Ansicht, ältere Menschen benötigten weniger Schlaf als jüngere, ist falsch. Es entspricht aber den Tatsachen, dass im Alter die Fähigkeit abnimmt, durchgehend und lange zu schlafen. Ältere Menschen können Schlafverluste jedoch leichter kompensieren, da sie am Tage kurze Schläfchen halten können. Es entspricht den natürlichen Bedürfnissen des Körpers, mindestens einen Kurzschlaf am Tag zu halten.

Der Schlaf verändert sich im Alter, er wird – auch bei gutem Gesundheitszustand – fragiler und störanfälliger. Im Laufe des Alters wird ein vermeintlich selbstverständlicher Vorgang wie das Schlafen zunehmend problematischer. Schlafstörungen lassen sich manchmal nur schwer von normalen altersbedingten Veränderungen des Schlafes unterscheiden. Permanente Einschlafschwierigkeiten und häufiges Einschlafen am Tage sind allerdings auch im Alter unnormal und weisen auf behandlungsbedürftige Schlafstörungen hin. Da physische und psychische Erkrankungen, bei denen Schmerzen und Depressionen auftreten, oftmals mit Schlafstörungen einhergehen, ist die Unterscheidung zwischen Ursache und Wirkung kompliziert.

Häufiges Aufwachen

Während der Anteil des REM-Schlafes im Alter gleich bleibt, verkürzt sich der Tiefschlaf deutlich. In der Nacht kommt es häufiger zu Weckreaktionen, sogenannten Arousals. In Studien wurde nachgewiesen, dass bei Personen im Alter von über 60 Jahren nachts bis zu 150 Arousals auftreten können. Junge Menschen weisen dagegen im Durchschnitt fünf Arousals pro Nacht auf. Die Betroffenen können sich zwar an die zahlreichen Weckreaktionen nicht erinnern, fühlen sich aber am nächsten Morgen unausgeschlafen und haben den Eindruck, nachts sehr unruhig geschlafen zu haben. Die meisten Menschen im Alter von über 65 Jahren wachen mindestens einmal pro Nacht wegen eines erhöhten Harndrangs auf. Nach einer amerikanischen Studie (1990) leiden über 50 Prozent der 65-jährigen und älteren Personen an gestörtem Schlaf, wobei sich die meisten Beschwerden auf Ein- und Durchschlafstörungen beziehen.

Schlaf und Altersleiden

Im Laufe des Alters wirkt sich nicht nur die zunehmende Instabilität des Schlafes aus, sondern auch der negative Einfluss chronischer Erkrankungen. Dazu zählen Asthma und andere Atemwegserkrankungen sowie Herzerkrankungen und Arthritis. Die Betroffenen wachen nachts wegen Schmerzen, Juckreiz oder Husten auf. Auch zahlreiche Medikamente zur Behandlung der genannten Erkrankungen können sich störend auf den Schlaf auswirken. Diese Auswirkungen sollten mit dem Hausarzt besprochen werden, da sich die Schlafqualität oftmals durch zeitliche Verschiebungen bei der Einnahme der Medikamente oder Anpassungen in der Dosierung entscheidend verbessern lässt. Viele Menschen beruhigt es, Schlaftabletten für den Bedarfsfall zur Verfügung zu haben.

Schlafmittel im Alter

Der bei älteren Menschen festgestellte übermäßige Gebrauch sowohl verschreibungspflichtiger als auch rezeptfreier Schlafmittel ist besorgniserregend. Dabei haben Studien belegt, dass manche Schlafmittel bei älteren Leuten überhaupt nicht wirken oder Schlafstörungen sogar verstärken.

Schlaf und Depressionen

Einschlafschwierigkeiten, Schlafunterbrechungen und zu frühes Erwachen können durch Depressionen verursacht werden, für die man im Alter anfälliger wird. Die Entstehung von Depressionen verläuft manchmal schleichend, das heißt, sie werden zunächst kaum wahrgenommen, verstärken sich im Laufe der Zeit und werden chronisch. Manche Patienten sind davon überzeugt, dass ihre Depressionen ausschließlich von ihrem schlechten Schlaf herrühren und von alleine abklingen, sofern sie normal schlafen könnten.

Das frühe Erwachen
Ein weiteres Problem stellt das frühzeitige Erwachen dar, das sehr unterschiedliche Ursachen haben kann. Auslösende Faktoren können zum Beispiel bestimmte Wirkstoffe in Schlafmitteln, der Genuss von Alkohol vor dem Schlafengehen oder das Alter selbst sein.

Zwischen Schlaf und Depressionen besteht eine enge Wechselbeziehung. Anhaltend schlechter Schlaf kann zu Appetitlosigkeit sowie zum Verlust der Antriebskraft und der Lebensfreude führen. Andererseits löst der Verlust eines geliebten Menschen häufig Schlaflosigkeit und Depressionen aus. In Studien wurde festgestellt, dass 75 Prozent verwitweter Personen noch einen Monat nach dem Tod des Ehepartners unter Schlafstörungen leiden. Bei der Hälfte bleiben die Schlafprobleme nach einem Jahr bestehen. Während einige ältere Menschen den schlechten Schlaf sowie die Schlaflosigkeit als eigentliche Qual empfinden, leiden andere hauptsächlich unter der schlechten Stimmung und der verminderten Leistungsfähigkeit am Tage. Da nicht alle Schlafstörungen deutliche Symptome aufweisen, werden die Probleme häufig nicht rechtzeitig erkannt.

Das Nickerchen am Tag

Ältere Menschen, die ein ruhiges und zurückgezogenes Leben führen, schlafen tagsüber häufig ein. Es gibt jedoch Studien, die besagen, dass aktive Menschen im Ruhestand weniger Schlafprobleme haben als inaktive Menschen. Das liegt daran, dass aktive Ruheständler tagsüber häufig weniger schlafen. Grundsätzlich sollte der Schlaf auf die Nacht begrenzt werden. Wer darüber hinaus kurze Nickerchen am Tage abhält, sollte das stets zur gleichen Zeit tun.

Mehr Gewohnheit

Ältere Menschen brauchen grundsätzlich länger, um sich einem unregelmäßigen Rhythmus, beispielsweise wechselnden Arbeitszeiten, anzupassen. Auch die Überwindung eines Jetlags dauert bei ihnen länger, besonders beim Wechsel mehrerer Zeitzonen.

Spezifische Schlafprobleme bei Frauen

In der Forschung wurde das Thema spezifisch weibliche Schlafprobleme lange Zeit vernachlässigt. Viele Ärzte nahmen die Beschwerden von Frauen über schlechten Schlaf nicht ernst. Erst neueste Studien lassen erkennen, dass das Interesse am Schlaf von Frauen und ihren sich im Laufe des Lebens wandelnden Schlafmustern, -bedürfnissen und -problemen wächst. Diese Untersuchungen haben ergeben, dass die Häufigkeit von Ein- und Durchschlafschwierigkeiten bei Frauen doppelt so hoch ist wie bei Männern.

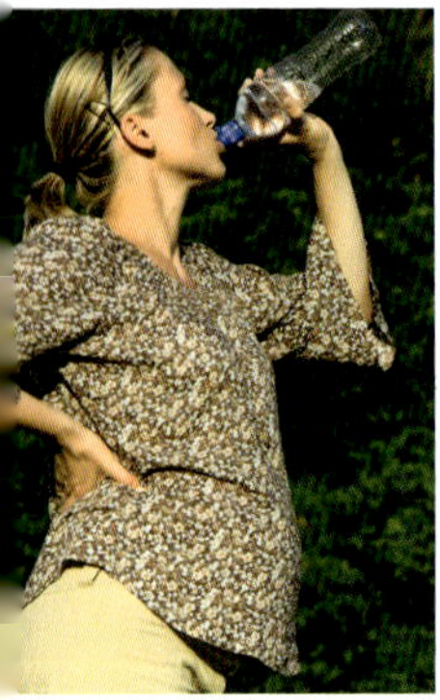

Die Qualität des Schlafes wirkt sich auf die gesamte Lebensqualität aus. Im Allgemeinen haben junge Frauen einen gesunden Schlaf und neigen weniger zu Schlafstörungen als ältere Frauen. Schlafstörungen bei jungen Frauen stehen meistens in Zusammenhang mit der Menstruation oder einer Schwanger- sowie Mutterschaft. Allerdings schlafen auch viele Frauen zu wenig und ignorieren die Anzeichen von Erschöpfung, Tagesschläfrigkeit und anderen Auswirkungen durch unzureichenden Schlaf. Die physischen und hormonellen Veränderungen, die Frauen im Alterungsprozess erfahren, wirken sich auch auf die Schlafqualität aus.

Schlaf und Menstruation

Die verschiedenen Phasen des monatlichen Zyklus wirken sich auf das Schlafmuster von Frauen aus. Kurz vor der Periode, in der prämenstruellen Phase, haben manche Frauen einen unruhigeren Schlaf. Sie wachen nachts öfter auf und träumen häufiger und intensiver. Andere Frauen klagen über unmäßige Tagesmüdigkeit sowie Erschöpfungszustände und haben ein generell erhöhtes Schlafbedürfnis.

Was können Sie tun?
Bei menstruell bedingten Schlafstörungen sollten Sie unbedingt auf ausreichenden Schlaf achten, einen regelmäßigen Schlaf-Wach-Rhythmus einhalten, sich gesund ernähren und Stress so weit wie möglich meiden. Wenn Ihre Schlafprobleme die Funktionstüchtigkeit am Tage beeinträchtigen, sollten Sie medizinischen Rat suchen.

Der veränderte Schlaf geht mit prämenstruellen Anzeichen, wie Bauchkrämpfen, Gereiztheit, plötzlichen und heftigen Hungergefühlen sowie Gefühlsschwankungen einher. Im Allgemeinen treten Schlafprobleme zu Beginn der Menstruation auf und klingen danach wieder ab. Bei manchen Frauen können menstruell bedingte Spannungen und eine gewisse Reizbarkeit aber auch zu länger anhaltenden Schlafstörungen bis hin zu chronischer Schlaflosigkeit führen.

Schlaf und Schwangerschaft

Zu Beginn der Schwangerschaft nimmt das Schlafbedürfnis bei den meisten Frauen zu. Sie fühlen sich tagsüber müde und schlafen nachts länger als gewöhnlich. Das erhöhte Schlafbedürfnis steht vermutlich mit dem Hormon Progesteron in Zusammenhang, das sich während der Schwangerschaft vermehrt bildet. In späteren Phasen der Schwangerschaft – vor allem in den letzten drei Monaten – haben viele Frauen einen besonders schlechten Schlaf. Studien belegen, dass sich das Schlafmuster verändert: Der Tiefschlaf nimmt ab, und die Tendenz zum nächtlichen Erwachen zu. Einigen Frauen bereitet es Schwierigkeiten, in bestimmten Positionen zu schlafen. In der letzten Phase der Schwangerschaft kann der Schlaf aus verschiedenen Gründen gestört werden:

- Wadenkrämpfe,
- Rückenschmerzen,

- Sodbrennen,
- Bewegungen des Kindes im Bauch,
- allgemeines Unwohlsein,
- erhöhter Harndrang.

Da Schlafmittel während der Schwangerschaft gemieden werden müssen, sollten andere schlaffördernde Maßnahmen genutzt werden. Übungen zur Muskelentspannung wirken schlaffördernd und lindern schwangerschaftsbedingte Beschwerden. Sodbrennen lässt sich durch eine ausgewogene Ernährung vermeiden. Drei Stunden vor dem Schlafengehen sollten keine schweren oder scharfen Mahlzeiten eingenommen werden.

Wenn der körperlich bedingte Stress, der sich in der Schwangerschaft nachteilig auf den Schlaf auswirkt, nach der Geburt des Kindes entfällt, schließt sich sofort neuer Stress an, der sich aus der Versorgung des Babys ergibt. Der Schlaf der Mutter wird permanent gestört, weil das Baby nachts häufig aufwacht und gestillt oder gefüttert werden muss.

Schlaf und Menopause

In den Wechseljahren treten bei Frauen vermehrt Schlafstörungen auf. Die Veränderungen bei der Bildung von Geschlechtshormonen wirken sich direkt auf den Schlaf aus und beeinflussen wichtige Hormone, die mit dem Schlaf in

Zusammenhang stehen. Die Abnahme von Östrogenen bewirkt Hitzewallungen und nächtliches Schwitzen. Viele Frauen wachen nachts erhitzt, schweißgebadet und mit rasendem Herzschlag sowie quälenden Angstgefühlen auf. Hitzewallungen dauern zwar nur wenige Minuten, treten aber bei manchen Frauen nachts so gehäuft auf, dass ihr Schlaf ständig unterbrochen wird. Der schlechte und mangelhafte Schlaf kann zu Tagesmüdigkeit, Reizbarkeit und Depressionen führen. Erhöhter Harndrang und die Einnahme von Medikamenten beeinträchtigen ebenfalls den Schlaf.

Hitzewallungen: Was können Sie tun?
- Regulieren Sie die Temperatur im Schlafzimmer.
- Bevorzugen Sie Bettwäsche aus dünnem Stoff – am besten aus Baumwolle – der sich angenehm auf der Haut anfühlt.
- Vermeiden Sie koffeinhaltige Getränke, Zucker und Alkohol.
- Achten Sie bei der Ernährung auf Nahrungsmittel, die viel Vitamin E enthalten, oder nehmen Sie entsprechende Vitaminpräparate ein.
- Fragen Sie Ihren Arzt nach einer Behandlung mit Östrogenpräparaten. Diese Therapie ist allerdings in den letzten Jahren zunehmend umstrittener.

Manche Schlafstörungen treten in den Jahren nach der Menopause mit größerer Häufigkeit auf. Hierzu zählen zum Beispiel schlafbezogene Atmungsstörungen, die bei jungen Frauen äußerst selten, nach der Menopause dagegen häufiger vorkommen. Vermutlich besteht ein Zusammenhang mit der Abnahme des Hormons Östrogen, da junge Frauen, die bei operativen Eingriffen vorzeitig in die Menopause versetzt werden, ein erhöhtes Risiko für schlafbezogene Atmungsstörungen aufweisen. Weitere Risikofaktoren sind Übergewicht und mangelnde körperliche Betätigung. Auffällige Anzeichen für schlafbezogene Atmungsstörungen sind lautes Schnarchen und ausgeprägte Tagesschläfrigkeit.

Nächtlicher Esszwang

Manche Frauen wachen nachts auf und können erst wieder einschlafen, nachdem sie etwas gegessen haben. Wenn andere medizinische Ursachen, wie beispielsweise ein Geschwür, ausgeschlossen sind, ist das Problem auf falsches Essverhalten am Tage zurückzuführen.

Wann ist ärztliche Hilfe nötig?

Gelegentliche Schlafstörungen, die bei allen Menschen hin und wieder auftreten, erfordern keine medizinische Behandlung. Ernsthafte Schlafprobleme hingegen können Frauen in ihrer gesamten Funktionstüchtigkeit einschränken, das allgemeine Wohlbefinden stören und soziale Beziehungen belasten. In solchen Fällen ist es ratsam, einen Arzt zu konsultieren. Durch hormonelle Schwankungen, familiären Stress und Rollenkonflikte, die sich auf die Schlafqualität auswirken, sind Frauen besonders anfällig für Schlafstörungen. Liegen ernsthafte Schlafstörungen vor, wird der Hausarzt an einen schlafmedizinischen Experten zur genaueren Untersuchung überweisen.

Was können Sie tun?

- Schaffen Sie ein angenehmes Raumklima im Schlafzimmer. Die Temperatur sollte nicht zu hoch sein und störende Geräusche nach Möglichkeit reduziert werden.
- Gehen Sie jeden Tag zur selben Zeit schlafen und stehen Sie immer zur selben Zeit auf.
- Bleiben Sie morgens nicht im Bett liegen, um Schlafdefizite zu kompensieren.
- Stehen Sie früh auf und folgen Sie einem strukturierten Tagesablauf.
- Halten Sie regelmäßig einen kurzen Nachmittagsschlaf, falls Sie das Bedürfnis verspüren.
- Verzichten Sie auf fette und scharf gewürzte Speisen, um Verdauungsstörungen und Sodbrennen zu vermeiden.

Schlafstörungen bei Kindern und Jugendlichen

Der gesunde Schlaf des Menschen ist ein kostbares Gut und eine notwendige Voraussetzung für Fröhlichkeit, Lebensfreude und Ausgeglichenheit. Kinder mit Schlafstörungen leiden nicht nur darunter, sondern können auch zum Albtraum der ganzen Familie werden. Da die Bandbreite des Schlafbedürfnisses bei Kindern sehr groß ist, fällt es nicht leicht, Schlafstörungen exakt zu definieren.

Die richtige Schlafumgebung

In früheren Zeiten hat das Baby und haben die Kinder gemeinsam mit dem Rest der Familie in einem Zimmer und meist auch mit anderen Kindern in einem Zimmer geschlafen. Über die richtige oder falsche Schlafumgebung hat sich niemand Gedanken gemacht. Heute überlegt man, ob und welchen Einfluss die Schlafumgebung auf die Gesundheit des Kindes hat. Dabei geht es auch um die Frage nach der Unfallverhütung. Es ist wissenschaftlich erwiesen, dass die optimale Schlafumgebung einen positiven Einfluss auf die Gesundheit Ihres Kindes hat. Dazu gehören das richtige Bett, die richtige Matratze, das richtige Kopfkissen, das optimale Raumklima und die richtige Bekleidung.

Das richtige Bett

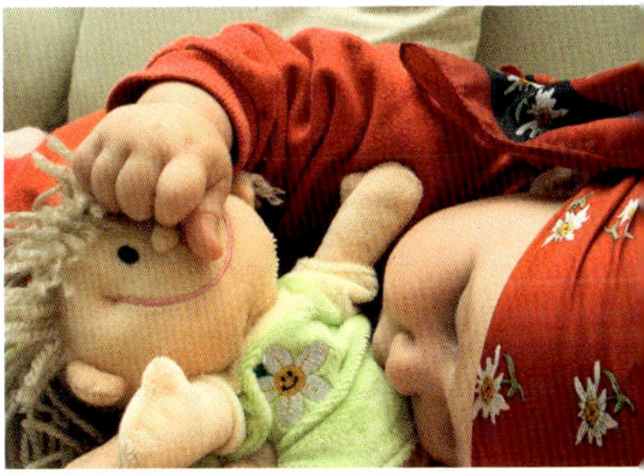

Wo auch immer der Säugling schläft – wichtig ist, dass die Schlafstätte groß genug und eine ausreichende Luftzirkulation gewährleistet ist. Daher sind Kinderwagen, Tragetasche oder eine Wippe als „Dauerschlafplatz“ für Babys nicht geeignet. Zum einen fehlt die nötige Luftzirkulation, zum anderen genügt die Matratze meist nicht den üblichen Mindestanforderungen. Ein Kind sollte von Beginn seines Lebens an in einem eigenen Bettchen schlafen. Stellen Sie das Bett nicht unmittelbar neben die Heizung und nicht direkt in die Sonne. Von seinem Bett aus sollte das Kind nicht an Lampen, Lichtschalter, Stromkabel, Steckdosen oder elektrische Geräte kommen.

Das Baby an das Fußende
Wenn Sie eine Decke für Ihr Baby verwenden, achten Sie darauf, dass es mit den Füßen am Fußende des Bettes liegt. So kann es nicht weiter nach unten und unter die Decke rutschen.

Das Raumklima

Wichtig ist das Klima des Raumes, in dem Ihr Kind schläft. Für ein optimales Raumklima sind folgende Faktoren wichtig:

- Zimmertemperatur: Die optimale Temperatur zum Schlafen liegt zwischen 16 °C und 18 °C.
- Luftfeuchtigkeit: Die Luftfeuchtigkeit sollte im Bereich von 60–70 Prozent liegen.
- Frische Luft: Selbstverständlich gehört die „frische Luft" zu einem guten Raumklima. Wenn Sie den Raum lüften, dann öffnen Sie das Fenster für kurze Zeit lieber ganz, als es ständig zu kippen.

Rauchen
Rauchen Sie nicht in der Umgebung des Kindes, und schon gar nicht dort, wo das Kind schläft. Besonders bei Kindern, die an Asthma und Allergien leiden, aber auch bei allen anderen Kindern schadet das passive Rauchen und erhöht die Gefahr, an Krebs zu erkranken.

Schlafwandeln

Ein typisches Verhalten beim Schlafwandeln ist das aufrechte Sitzen im Bett. Es kommt aber auch vor, dass Kinder tatsächlich im Schlaf wandeln und dabei den Eindruck erwecken, als wollten sie „fortgehen". In manchen Fällen kommt es zu unpassenden Verhaltensweisen, zum Beispiel wenn schlafwandelnde Kinder in einen Schrank urinieren.

Am häufigsten kommt Schlafwandeln bei Kindern im Alter zwischen vier und acht Jahren vor. Es tritt gewöhnlich im ersten Drittel der Nacht auf, also in der tiefsten Schlafphase. Da Kinder in der Regel aus dem Schlafwandeln „herauswachsen", ist eine medikamentöse Behandlung selten notwendig. Allerdings sollten für schlafwandelnde Kinder Sicherheitsvorkehrungen getroffen werden, um sie vor Unfällen zu schützen und die Eltern beim Schlafwandeln des Kindes zu wecken.

Sicherheitsvorkehrungen für Schlafwandler
- Sicherheitsriegel an den Fenstern
- Schranken an den Treppen
- Alarmglocke an der Tür des Kinderzimmers

Panikattacken

Wenn Eltern mitten in der Nacht von den gellenden Schreien ihres Kindes geweckt werden, finden sie es oft im Bett aufrecht sitzend vor, mit erhitztem Gesicht und in Schweiß gebadet. Manchmal nimmt das Kind die Beruhigungsversuche der Eltern gar nicht wahr. Wenn es dann aufwacht, ist es verwirrt, desorientiert und kann sich an keine „bösen Träume" erinnern. Am nächsten Morgen weiß es nichts von den Vorgängen in der Nacht. Nächtliche Panikattacken kommen am häufigsten im Alter zwischen vier und zwölf Jahren vor. Wie das Schlafwandeln treten sie im ersten Drittel der Nacht auf. Eltern können – außer die Kinder beschwichtigen – wenig dagegen unternehmen. Zum Glück lassen in der Nacht auftretende Panikattacken mit zunehmendem Alter nach.

Albträume

Kinder erleben in Albträumen manchmal schauerliche Dinge: Sie werden von einem Mann mit einem Messer verfolgt oder von Monstern angegriffen. Albträume treten gewöhnlich in einer späteren Schlafphase als Panikattacken auf, nämlich wenn der Traumschlaf seinen Höhepunkt erreicht. Bei Albträumen kommt es selten zu Äußerungen wie Reden, Schreien oder Um-sich-Schlagen. Im Alter von drei bis sechs Jahren treten sie am häufigsten auf und lassen dann wieder nach. Auch viele Erwachsenen haben hin und wieder einen Albtraum.

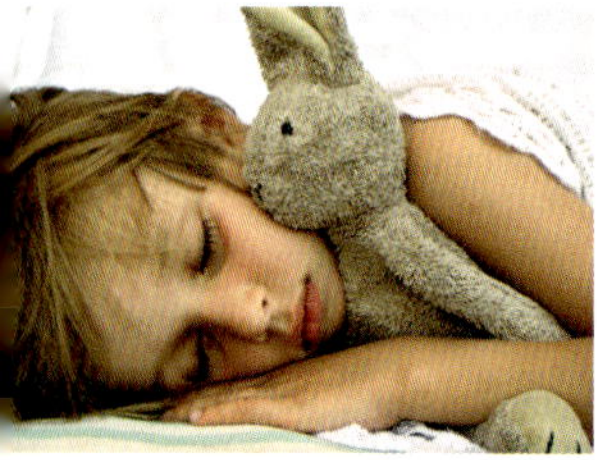

Bettnässen

Bei jedem dritten Kind im Alter von vier Jahren tritt Bettnässen auf. Schlafmediziner sehen im Bettnässen nur dann eine Störung, wenn es nach dem fünften Lebensjahr anhält. Immerhin tritt Bettnässen bei 20 Prozent der 6-jährigen und bei zehn Prozent der 10-jährigen Kinder auf. Beim Bettnässen liegt in der Regel keine Entwicklungsstörung vor. Obwohl sich Eltern und die betroffenen Kinder Sorgen machen, stellt sich das Bettnässen im Laufe der Zeit gewöhnlich von alleine ein. Das heißt natürlich nicht, dass man es ignorieren sollte. Angst und Scham beeinträchtigen oft das Selbstbewusstsein der Kinder, die wegen des Bettnässens nicht bei Freunden übernachten wollen oder sich weigern, an Camping-Freizeiten teilzunehmen. In solchen Fällen sollten Sie einen Arzt, Pädiater oder pädiatrischen Schlafmediziner kontaktieren, um medizinische Ursachen auszuschließen und sich über die Methoden zu informieren, mit denen man die Blase trainieren oder mit Verhaltensstrategien die Probleme besser bewältigen kann.

Nächtliche rhythmische Bewegungsstörungen

Säuglinge und Kleinkinder fallen beim Schlafeintritt manchmal in rhythmische Bewegungen, vermutlich um sich auf diese Weise zu beruhigen. Obwohl die Kinder dabei mit Kopf oder Körper gegen die Stangen ihres Gitterbettes oder gegen die Bettwand schlagen – was die Eltern sehr erschreckt – verletzen sie sich fast nie. Ab dem vierten Lebensjahr nimmt dieses Verhalten wieder ab.

Akute chronische oder psychische Schlafstörungen

Grundsätzlich unterscheidet man drei verschiedene Ursachenkomplexe für eine Schlafstörung. Sie werden an dieser Stelle skizziert.

Akute Ursachen

Besondere familiäre Umstände, Stress durch Orts- oder Schulwechsel, Reisen, Besuch oder körperliche Beeinträchtigungen können vorübergehend sogenannte akute Schlafstörungen auslösen. Kinder, die eine schmerzhafte Erkrankung haben, wie beispielsweise eine Mittelohrentzündung, können oft nicht einschlafen oder wachen wegen der Schmerzen nachts wieder auf. Ebenso halten starker Juckreiz, beispielsweise bei einer Neurodermitis oder einer anderen Hautkrankheit, die Kinder vom Schlafen ab. Sobald die Ursachen solcher akuten Schlafstörungen beseitigt sind, verschwinden auch die Schlafstörungen.

Im frühen Stadium der Narkolepsie haben Kinder enorme Schwierigkeiten, morgens aus dem Bett zu kommen. Kurz nach dem Aufstehen sind sie verwirrt, aggressiv und werden leicht ausfallend. Es ist sehr wichtig, Narkolepsie frühzeitig zu erkennen, da Tagesschläfrigkeit die Leistungsfähigkeit in der Schule stark beeinträchtigen kann und Lehrer wie Schüler bei mangelnder Aufklärung die Symptome oft fälschlicherweise als Faulheit oder Lustlosigkeit werten. Das Befinden vieler narkoleptischer Kinder lässt sich durch regelmäßige, festgelegte und kurze Schläfchen zwischendurch sowie durch stimulierende Medikamente entscheidend verbessern.

Schlafapnoe

Die Schlafapnoe bei Kindern beruht auf einer Störung der Atmungssteuerung im Gehirn. Im Schlaf kann diese Störung nicht mehr kompensiert werden, was zu einer periodischen Unterbrechung der Atmung führt. Kurze Atempausen während des Schlafes sind völlig normal, zu einer krankhaften Schlafapnoe wird es, wenn

- die Atempausen zehn Sekunden oder länger anhalten und
- häufiger als fünfmal innerhalb einer Stunde auftreten.

Da sich das menschliche Schlafverhalten individuell sehr unterscheidet, lassen sich Normwerte schwer bestimmen. Deshalb existieren in der Literatur verschiedene Ansichten, wo „normal" aufhört und „krankhaft" beginnt. Zum Beispiel gilt als Grenzwert für die Erwachsenen-Schlafapnoe:

- Atempausen, die 10 Sekunden oder länger anhalten und
- häufiger als zehnmal innerhalb einer Stunde auftreten.

Trotz der verwirrenden Unterschiede in den Normwerten lassen sich die meisten Schlafapnoe-Syndrome eindeutig diagnostizieren und behandeln. Kinder, die an Schlafapnoe leiden, schnarchen laut und klagen über morgendliche Kopfschmerzen. In manchen Fällen kommt es zu häufigen Entzündungen der oberen Atemwege. Solche Kinder müssen von einem Facharzt behandelt werden. Manchmal ist es auch notwendig, einen Heimmonitor anzuschaffen, der bei Atemstillstand Alarm schlägt. In den meisten Fällen wächst sich die Schlafapnoe aus und führt bei entsprechender Behandlung nicht zu bleibenden Schäden.

Säuglinge und Schlafapnoe
Auch Säuglinge können Atmungsstörungen im Schlaf haben, die für ein Schlafapnoe-Syndrom typisch sind. In den meisten Fällen sind Frühgeborene betroffen. Die Schlafapnoe bei Säuglingen führt zu einer Minderversorgung mit Sauerstoff und zu den damit verbundenen Wachstums- und Gedeihstörungen. Das Risiko für einen plötzlichen Kindstod ist deutlich erhöht.

Wann es ärztlicher Hilfe bedarf

Sobald der Schlaf für das Kind oder für die Familie zu einem Problem wird, ist es an der Zeit, einen Arzt aufzusuchen. Meist sind es die kindlichen Schlafstörungen, die länger anhalten und auch durch sogenannte Familien-Rituale nicht abzustellen sind, die in ärztliche Behandlung gehören. Hinweise auf eine behandlungsbedürftige Störung können folgende Faktoren sein:
- anhaltende Ein- oder Durchschlafstörungen,
- Einnässen,
- Schnarchen oder Keuchen im Schlaf,
- Nicht-ins-Bett-Wollen,
- ausgeprägte Müdigkeit am Tag.

Einer amerikanischen Studie zufolge leidet jedes dritte Kind im Vorschulalter unter einem der genannten Symptome und hat damit im weitesten Sinn eine „Schlafstörung“.

Was kann der Kinderarzt tun?

Der Kinderarzt wird klären, ob es eine körperliche Ursache für die Schlafstörungen gibt und wie diese behandelt werden muss. Darüber hinaus wird er Tipps geben und die Eltern beraten, welche Rituale für das Kind geeignet sind. Oft bedeutet es für die Eltern eine große Erleichterung, dass ihr Kind nicht krank ist.

Der Weg zum Schlafmediziner

Im Bedarfsfall überweist der Kinderarzt an einen pädiatrischen Schlafmediziner. Schlafmediziner sind in hohem Maße auf die Beobachtungen der Eltern angewiesen. Bei der Terminvereinbarung für einen Besuch in einem Schlafzentrum werden die Eltern gebeten, den Schlaf-Wach-Rhythmus des Kindes über ein bis zwei Wochen schriftlich festzuhalten. Der schlafmedizinische Experte muss wissen, wann das Kind ins Bett geht, wann es aufsteht und welche Ereignisse wie oft und zu welcher Zeit seinen Schlaf stören. Außerdem benötigt er Informationen über die Leistungsfähigkeit und Funktionstüchtigkeit des Kindes am Tage.

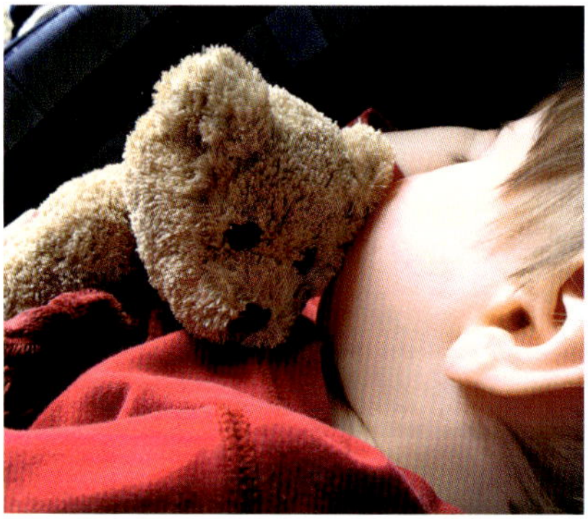

In einem Schlafzentrum werden zunächst ausführliche körperliche Untersuchungen und psychologische Tests durchgeführt. Im nächsten Schritt werden verschiedene Behandlungsstrategien zur Verbesserung des Schlafes getestet. Die meisten Schlafstörungen lassen sich erfolgreich therapieren, wobei die Behandlungsmethode bei jedem Kind individuell abgestimmt werden muss. Bei bestimmten Symptomen, wie beispielsweise lautem Schnarchen oder krampfartigen Anfällen, ist eine Untersuchung im Schlaflabor über ein oder zwei

Nächte erforderlich. Mithilfe von Überwachungssystemen wird der Schlaf aufgezeichnet und ausgewertet. Das ist manchmal die einzige Möglichkeit, um Schlafstörungen zu diagnostizieren. Zur Aufzeichnung des Schlafes werden dem Kind am Kopf und anderen Körperstellen Sensoren für die Messung von Hirnstromkurven, Muskelaktivität, Arm- und Beinbewegungen, Herz- und Atmungsfunktion und weiteren Körperfunktionen angelegt. Die Bewegungsfähigkeit des Kindes wird durch die Aufzeichnungsgeräte und technischen Hilfsmittel kaum beeinträchtigt. Die ausgewerteten Ergebnisse werden anschließend mit den Daten von gleichaltrigen Kindern mit normalem Schlaf verglichen.

In manchen Fällen ist zusätzlich eine Schlafuntersuchung am Tage notwendig. Mithilfe verschiedener Maßnahmen versuchen die Mediziner, das Kind im Abstand von zwei Stunden für kurze Zeit zum Schlafen zu bringen. An der Geschwindigkeit, mit der die Patienten bei dieser Methode, die als multipler Schlaf-Latenz-Test bezeichnet wird, einschlafen, lässt sich der Grad der Tagesmüdigkeit messen.

Schlafstörungen bei Schichtarbeit

Es gibt Millionen Menschen, die Schichtarbeit leisten. Die Notwendigkeit, am Tag zu schlafen und in der Nacht zu arbeiten, stellt die Betroffenen vor zahlreiche Probleme. Dazu gehören Schlafstörungen, die mit Leistungsminderungen einhergehen. Durch Beachtung einiger Grundregeln lässt sich die Schichtarbeit nicht nur erträglicher, sondern auch sicherer gestalten. Bei Schichtarbeitern treten gewöhnlich zwei unterschiedliche schlafbezogene Probleme auf:

– die Schwierigkeit, am Tage zu schlafen und
– die Schwierigkeit, sich nachts wach zu halten.

Es wurde nachgewiesen, dass Schichtarbeit erhebliche Probleme im sozialen und familiären Umfeld sowie eine insgesamt höhere Krankheitsanfälligkeit verursachen kann. Schichtarbeiter, die nachts (gewöhnlich zwischen 23 und sieben Uhr) oder in Wechselschicht arbeiten, sind hiervon in besonderem Maße betroffen.

Der biologische zirkadiane Rhythmus des Menschen legt den Zyklus von Schlafen und Wachen fest. Bei gutem Gesundheitszustand findet der Schlaf von Erwachsenen in einer bestimmten Phase dieses zirkadianen Rhythmus statt. Diese Beziehung ist bei Nachtschichtarbeitern gestört, die den Schlaf am Tag herbeizwingen müssen, obwohl der Körper auf Wachsein eingestellt ist.

Schlafentzug durch Schichtarbeit

Nachtarbeiter leiden unter permanentem Schlafentzug. Im Vergleich zur durchschnittlichen Schlafdauer von Menschen, die tagsüber arbeiten, ist ihr Schlafzyklus um zwei bis vier Stunden verkürzt. Der Schlaf am Tage ist störanfälliger, wird häufiger unterbrochen und erreicht zudem nicht die Tiefe des Nachtschlafes. Schichtarbeiter leiden gelegentlich unter hohem Schlafmangel und haben massive Ein- und Durchschlafschwierigkeiten.

In der Wissenschaft wird die Anpassungsdauer an ständig wechselnde Schichten unterschiedlich eingeschätzt. Manche Forscher gehen von drei Jahren aus, andere glauben, dass sich der Körper nie ganz an unregelmäßige Schlaf-Wach-Zeiten gewöhnen kann. Durch Schichtarbeit verursachte Schlafprobleme gestalten sich besonders kompliziert, wenn Schlafstörungen wie die Schlafapnoe hinzukommen oder sich die Betroffenen aufgrund von Zeitmangel keinen ausreichenden Schlaf gönnen. Bei Verdacht auf Schlafstörungen sollte grundsätzlich ein Arzt zu Rate gezogen werden.

Zirkadiane Rhythmusstörungen und ihre Folgeerscheinungen

Da zwischen zwei und fünf Uhr morgens die größte Müdigkeit eintritt, wird die Leistungsfähigkeit von Schichtarbeitern nach jahrelanger Nachtarbeit erheblich beeinträchtigt. Zahlreiche Studien belegen, dass sich Müdigkeit negativ auf die körperliche und geistige Leistungsfähigkeit, Motorik und Stimmung auswirkt. Müdigkeit und unzureichender Schlaf von Nachtarbeitern stellen sich immer wieder als mit verursachende Faktoren bei Unfällen heraus.

Schichtarbeiter sind zudem mit sozialen Problemen konfrontiert, da sie zu Zeiten arbeiten, wenn andere schlafen, und umgekehrt zu Zeiten schlafen, wenn andere arbeiten oder ihren Freizeitbeschäftigungen nachgehen. Viele Nachtarbeiter klagen, dass ihnen Zeit für Familie und Freunde, Verabredungen und alltägliche Besorgungen fehlen. Da sich das öffentliche und gesellschaftliche Leben am Rhythmus der Tagesarbeit orientiert, fühlen sie sich ausgeschlossen und sind frustriert.

Der Kampf gegen die innere Uhr

und die Folgen

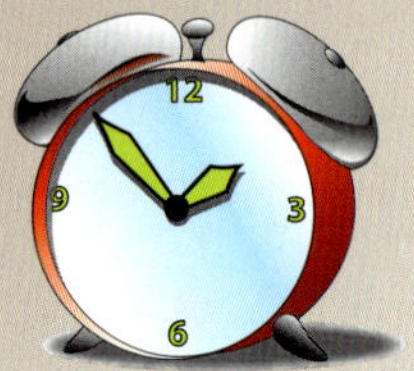

kurzfristig

- Jetlag, Einschlafstörungen, häufiges Erwachen, zu kurze Schlafdauer

langfristig

- Gesundheitsschädigungen (psychosomatische Störungen, Kopfschmerzen, Migräne, Magen-Darm-Störungen)

20 % aller arbeitenden Personen sind außerhalb der normalen Arbeitszeit beruflich tätig (z. B. Krankenhauspersonal, Schichtarbeiter, LKW-Fahrer).

Die Behandlungsstrategien

Die Behandlungsstrategie hängt entscheidend von der Tätigkeit der Betroffenen ab. Aufgrund der unterschiedlichen Arbeitsabläufe und Anforderungen werden beispielsweise Beschäftigten im Krankenhaus andere Verhaltensmaßnahmen empfohlen als Arbeitern am Fließband. Natürlich gibt es Menschen, die sich generell besser an Schichtarbeit anpassen können. Sogenannte Abendtypen können sich leichter an die Nachtschicht gewöhnen als Morgentypen. Älteren Menschen fällt Nacht- und Schichtarbeit allgemein schwerer. Es gibt verschiedene Möglichkeiten, Schichtarbeit erträglicher zu gestalten. Der Erfolg hängt in erster Linie von der einzelnen Person und den jeweiligen Arbeitsbedingungen ab.

Arbeitszeitpläne

Vorteilhaft sind Arbeitszeitpläne, die den Arbeitnehmern bestimmte Pflichtzeiten vorschreiben, in denen sie wach sein und arbeiten müssen, während sie außerhalb dieser Pflichtzeiten in Rufbereitschaft schlafen dürfen. Die Nutzungsmöglichkeit flexibler Schichtpläne hängt in hohem Maße von der betrieblichen Eigenart der Unternehmen und der zu verrichtenden Tätigkeit ab. Besonders günstig sind Schichtpläne, bei denen der Übergang zwischen den Schichten – in Anpassung an den zirkadianen Rhythmus – bewusst im Uhrzeigersinn verläuft. Der Wechsel erfolgt im Idealfall von der Tag- über die Abend- zur Nachtschicht.

Zur Zufriedenheit aller
In verschiedenen Studien wurde nachgewiesen, dass die Berücksichtigung zirkadianer Faktoren bei der Planung von Arbeitszeiten zu Produktivitätssteigerung, höherer Zufriedenheit der Mitarbeiter und Senkung der Unfallgefahr beiträgt.

Es gibt kein Patentrezept für ideale Schichtpläne, vielmehr müssen in jedem Einzelfall die jeweiligen betrieblichen Anforderungen mit gesundheitlichen Aspekten abgeglichen und optimal aufeinander abgestimmt werden. Mit gezielten Pausenprogrammen lassen sich Müdigkeitserscheinungen vermeiden oder zumindest reduzieren. Nachweislich wirken sich bereits kurze Pausen positiv auf die Konzentrationsfähigkeit und somit auf die Arbeitseffektivität aus. Aus betriebswirtschaftlicher Sicht stellen sinnvoll abgestimmte Arbeitszeitpläne ein wichtiges Mittel zur Steigerung der Produktivität dar und sorgen für eine höhere Zufriedenheit am Arbeitsplatz.

Feste Schlaf-Wach-Zeiten

Nachtschichtarbeiter sollten immer, auch an arbeitsfreien Tagen, zu festen Zeiten schlafen gehen. Wird an freien Tagen der Schlaf vom Tag auf die Nacht verschoben, fällt anschließend die Umgewöhnung an die Arbeitstage sehr schwer.
Wechselschichtarbeiter können sich die Anpassung an die neue Schicht wesentlich erleichtern, indem sie in den letzten Tagen der jeweiligen Schicht ihre Schlaf-Wach-Zeiten um ein bis zwei Stunden nach vorne verschieben. Auf diese Weise kann sich der Körper auf den veränderten Rhythmus der Nachtschicht einstellen. Allerdings lässt die familiäre

oder soziale Situation solche Zeitverschiebungen nicht immer zu. Zum Erfolg führt diese Technik nur, wenn die durch die Schichten vorgegebenen Schlaf-Wach-Zeiten auch an arbeitsfreien Tagen konsequent eingehalten werden.
Noch schwieriger als für Nacht- und Wechselschichtarbeiter ist die Situation für Arbeiter in Rufbereitschaft, da sie keine Vorkehrungen zur Anpassung an bestimmte Schlaf-Wach-Zeiten treffen können. Für sie ist es besonders wichtig, stets ausgeruht zu sein. Kurze Nickerchen können hilfreich sein, wenn sich ein unregelmäßiger Schlaf-Wach-Rhythmus nicht vermeiden lässt.
Obwohl der Schlaf an einem Stück nachweislich gesünder ist als der Schlaf in verschiedenen Etappen, können Schichtarbeiter, die am Tage keinen ausreichenden Schlaf finden, mit kurzen Nickerchen unzureichende Schlafzeiten ausgleichen und so die für einen erholsamen Schlaf erforderliche Gesamtstundenzahl erlangen. Kurze Nickerchen zwischendurch können die Leistungsfähigkeit steigern. Während der Schicht ist es nicht unproblematisch, einen kurzen Schlaf zu halten, da die Leistungsfähigkeit direkt nach dem Aufwachen beeinträchtigt ist. Im Allgemeinen stellt sich 15 Minuten bis eine Stunde nach dem Aufwachen eine Trägheit ein, die dem körperlichen Bedürfnis entspringt, im Ruhezustand zu verbleiben. Dies muss berücksichtigt werden, vor allem wenn die Art der Tätigkeit es erfordert, bei Alarm sofort zu reagieren.

Das kurze Nickerchen
Kurze Nickerchen außerhalb der Arbeitszeiten können dazu beitragen, den zeitlich geringen Schlaf am Tage von Schichtarbeitern auszugleichen, wenn sie unter Berücksichtigung des zirkadianen Rhythmus zur richtigen Zeit stattfinden. Obwohl kurzzeitiger Schlaf zwischendurch regelmäßige Schlafenszeiten nicht ersetzen kann, ist er doch ein hilfreiches Mittel, Schlafdefizite zu kompensieren und vorübergehend die Wachsamkeit zu erhöhen.

Verschreibungspflichtige Schlafmittel

Schichtarbeiter benutzen oft Hypnotika (Schlafmittel), wie beispielsweise Benzodiazepine, um zu Zeiten Schlaf zu finden, die dem tageszeitlichen (zirkadianen) Rhythmus zuwiderlaufen. Beim Gebrauch von Schlafmitteln müssen unerwünschte Nebenwirkungen berücksichtigt werden. Sie sollten nicht über einen längeren Zeitraum eingenommen werden, da ihre Wirksamkeit im Laufe der Zeit abnimmt und die Gefahr körperlicher Abhängigkeit zu groß ist. Hinzu kommt, dass Schlafmittel zwar den Schlaf am Tage unterstützen, die erforderliche Wachsamkeit und Leistungsfähigkeit während der folgenden Nachtschicht aber nur unwesentlich steigern. Obwohl Schlaftabletten kurzfristig Erleichterung verschaffen und zusammen mit anderen Maßnahmen durchaus nützlich sein können, beseitigen sie nicht die Ursache für die typischen Schlafprobleme von Schichtarbeitern, da Schlaftabletten nun mal nicht die innere Uhr ersetzen können.

Rezeptfreie Schlafmittel?
Wenn Sie glauben, dass Ihnen hin und wieder eine Schlaftablette weiterhilft, wenden Sie sich an Ihren Hausarzt. Rezeptfrei erhältliche Medikamente sollten nicht ohne ärztliche Rücksprache angewandt werden, da sie je nach Präparat eine über Stunden nach dem Schlaf anhaltende Schläfrigkeit bewirken können und damit zur Gefahr am Arbeitsplatz werden.

Stimulanzien

Studienergebnisse zeigen, dass der gelegentliche Gebrauch von Stimulanzien, wie beispielsweise Koffein, die Müdigkeit mindern und die Wachsamkeit während der Nachtschicht steigern kann. Allerdings sollte man vier Stunden vor dem Schlafengehen keine koffeinhaltigen Getränke zu sich nehmen, da Koffein Ein- und Durchschlafschwierigkeiten verursacht.

Melatonin

Die Ausschüttung des im Gehirn gebildeten Melatonins unterliegt ebenfalls einem zirkadianen Rhythmus, der unseren Schlaf-Wach-Zyklus beeinflusst. Melatonin ist ein Hormon, das von der Zirbeldrüse produziert wird. Die neueste Forschung beschäftigt sich mit der Wirkung von synthetisch erzeugtem Melatonin, das Nachtschichtarbeiter morgens zur Steuerung des zirkadianen Rhythmus einnehmen, so dass sie tagsüber schlafen und nachts arbeiten können.

Lichttherapie

Es wurde in verschiedenen Studien nachgewiesen, dass gezielte Lichtanwendungen die Anpassung an einen veränderten Schlafzyklus unterstützen. Wie bei der Wirkung des Tageslichts auf die innere Uhr, kann künstliches Licht die Phasenlage verschiedener Körperfunktionen beeinflussen. Mit Lichtanwendungen kann der Schlaf-Wach-Rhythmus so umgestellt werden, dass Nachtschichtarbeiter am Tag schlafen können und nachts für die Arbeit wach sind. Im Fachhandel sind verschiedene Geräte erhältlich, die sich als Lichtquelle eignen.

Spezialisierte Schlafmediziner erstellen genaue Zeitpläne für die Lichtanwendung. Nachtschichtarbeiter können nach der Arbeit auf dem Heimweg eine Sonnenbrille tragen, um die Wirkung des Tageslichts auf die biologische Uhr des Körpers zu verringern.

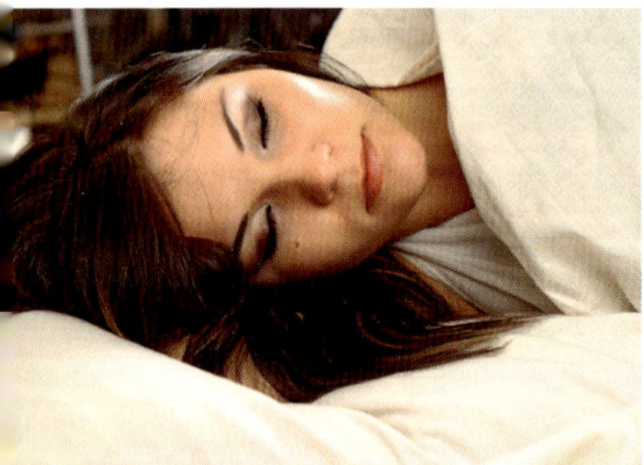

Schlafhygiene

Schichtarbeiter profitieren in besonderem Maße von den Regeln der Schlafhygiene. Nach diesen Regeln sind im Bett nur Schlafen und Sex erlaubt. Im Bett sollte man nicht fernsehen oder arbeiten. Die Raumtemperatur sollte niedrig und der Raum dunkel gehalten werden (praktisch sind dunkle Vorhänge oder Augenbinden). Vor dem Schlafengehen fördern kleine Schlafrituale die Schlafbereitschaft, wie beispielsweise Zähneputzen und Umziehen innerhalb eines festen Ablaufschemas. Zur Unterstützung des Schlafes eignet sich für Schichtarbeiter das sogenannte „weiße Rauschen". Beispielsweise können Ventilatorgeräusche oder auf hohe Frequenzen gestellte Radios störende Außengeräusche überdecken. Ebenso ist es hilfreich, das Telefon abzuschalten (im Bedarfsfall den Anrufbeantworter einschalten), die Klingel abzustellen oder ein Schild mit dem Hinweis „Bitte nicht stören" anzubringen.

Bedingungen am Arbeitsplatz

Der Grad der Wachheit wird bei Schichtarbeitern von verschiedenen Faktoren bestimmt. Dabei spielen Lichtverhältnisse und Raumtemperaturen am Arbeitsplatz eine wichtige Rolle, aber auch das Maß an Selbstständigkeit bei der zu verrichtenden Arbeit. Niedrige Temperaturen sind grundsätzlich besser als zu hohe. Helle Räume steigern die Wachheit. Arbeitgeber sollten dafür sorgen, dass Nachtschichtarbeiter ein ausreichendes Angebot an koffeinhaltigen Getränken und gesunden Mahlzeiten erhalten.

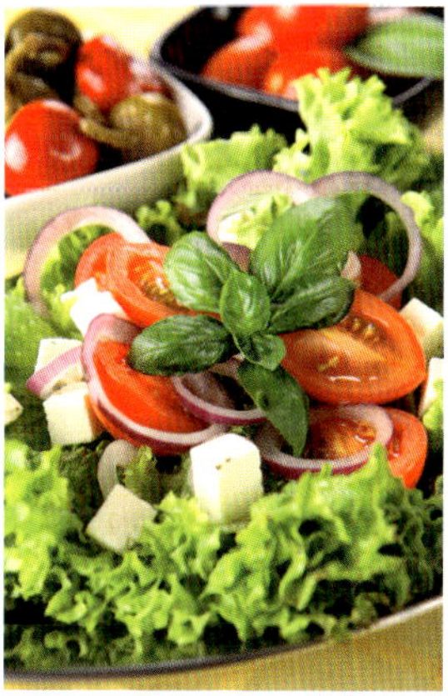

Ernährung

Eine gesunde Ernährung wirkt sich positiv auf den Schlaf aus. Schichtarbeiter sollten Mahlzeiten mit hohem Anteil an Eiweiß und Kohlehydraten zu sich nehmen sowie auf schwer verdauliches Essen und gebratene Speisen verzichten. Schichtarbeiter (ebenso wie alle anderen Menschen) sollten nicht hungrig ins Bett gehen, andererseits aber auch keine umfangreichen Mahlzeiten kurz vor dem Schlafengehen einnehmen.

Noch einmal in Kürze

Da die Schichtarbeit für das Schlafverhalten der betroffenen Angestellten und Arbeiter sehr belastend sein kann und es zahlreiche Maßnahmen gibt, um sich das Schlafen und damit das Leben zu erleichtern, werden die wichtigsten Regeln noch einmal zusammengefasst:

- Achten Sie auf eine gute Schlafhygiene.
- Wirken Sie Lärm und Licht mit Ohrstöpseln beziehungsweise einer Schlafmaske entgegen.
- Vermeiden Sie Koffein, und zwar in den letzten vier Stunden, bevor Sie schlafen gehen.
- Vermeiden Sie den übermäßigen Genuss von Alkohol.
- Schlafmittel können bei der Reduzierung von Schlafstörungen nützlich sein. Bei der Auswahl eines geeigneten Schlafmittels sollten Sie jedoch immer einen Arzt hinzuziehen.
- Vermeiden Sie freiverkäufliche Präparate, es sei denn, sie sind erwiesenermaßen nicht mit Folgeerscheinungen behaftet.
- Die Einnahme von Melatonin kann zur Induzierung einer Schlafperiode sehr hilfreich sein.

Schnarchen: Die Säge im Bett

Über Menschen, die schnarchen, werden gerne Witze gemacht. Dabei ist Schnarchen alles andere als eine lustige Angelegenheit. Lautes Schnarchen kann ein ernst zu nehmendes Anzeichen für schlafbezogene Atmungsstörungen sein. Es deutet auf eine Verengung der Atemwege hin, die den Betroffenen das Atemholen im Schlaf erschwert. Die typischen Schnarchgeräusche entstehen bei der Anstrengung, durch die verengten Atemwege Luft zu holen.

Man schätzt, dass etwa zehn bis 30 Prozent der Erwachsenen im Schlaf schnarchen. In den meisten Fällen ist keine Behandlung erforderlich, da Schnarchen an sich keine Gefahr für die Gesundheit darstellt. Dagegen ist extrem lautes und unregelmäßiges Schnarchen in der Regel ein erster Hinweis auf Schlafapnoe, eine potenziell gefährliche Erkrankung.

Was ist Schnarchen?

Während des Schlafens entspannt sich der Körper. Die gesamte Muskulatur erschlafft, auch im Rachen und im Schlund. Das kann dazu führen, dass die Zunge im Liegen zurückfällt und die Seitenwände des Rachens mehr in den Atemweg hineinragen. In der Folge ist der Luftweg teilweise blockiert, bei verschiedenen Menschen an unterschiedlichen Stellen. Der Schläfer atmet häufig durch den Mund ein, um besser Luft zu bekommen. Infolgedessen kommt es zu einem Schnarchgeräusch, weil:

Schnarchen

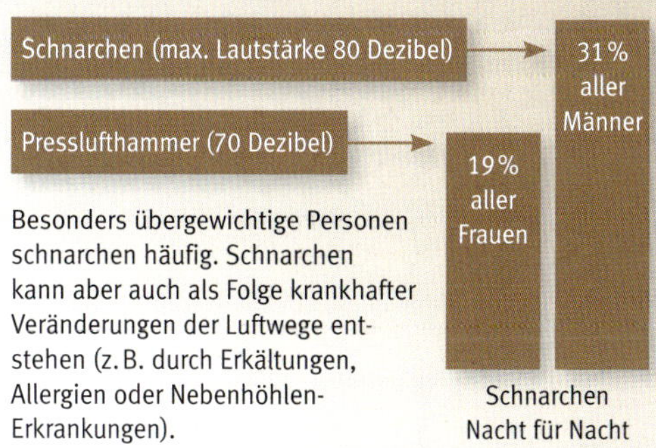

Besonders übergewichtige Personen schnarchen häufig. Schnarchen kann aber auch als Folge krankhafter Veränderungen der Luftwege entstehen (z. B. durch Erkältungen, Allergien oder Nebenhöhlen-Erkrankungen).

- die hintere Fortsetzung des Gaumens, das sogenannte Gaumensegel, und das Zäpfchen durch den entstehenden Luftsog zu schwingen beginnen und
- durch die Blockierung der Luftwege Turbulenzen entstehen, die ein Strömungsgeräusch erzeugen.

Eine weitere Folge der Mundatmung ist die Austrocknung der Schleimhäute in Mund und Rachen. Für diejenigen, die alleine schlafen und keine Rückmeldung ihrer Schlafgewohnheiten durch einen Partner bekommen, kann morgendliche Mundtrockenheit ein Hinweis auf nächtliches Schnarchen sein.

Ist Schnarchen krankhaft?

Man weiß, dass gewöhnliches Schnarchen und das Schlafapnoe-Syndrom keine zwei verschiedenen Erkrankungen darstellen. Es sind im Grunde genommen unterschiedliche Ausprägungen ein und derselben Erkrankung. Oftmals fängt die Erkrankung als gewöhnliches Schnarchen an. Dabei tritt nur eine geringe Einengung des Luftweges auf, zumeist durch ein Zurückfallen der Zunge im Liegen. Auf diese Weise wird das Schnarchgeräusch erzeugt. Im Laufe der Jahre entwickelt sich eine zunehmende Einengung des Luftweges während des Schlafes, bis es zu vollständigen Verschlüssen des Luftweges kommt. Bemerkbar macht sich das an einem zunehmend lauteren und unregelmäßigeren Schnarchen und dem Auftreten von Atemaussetzern, die manchmal von einem „explosionsartigen" Schnarchen beendet werden. In solchen Situationen bekommt der Schlafende zeitweise keine Luft mehr. Dadurch erwacht er, und die Atemwege öffnen sich wieder. Auf diese Weise wird der normale Schlafablauf gestört und das Gehirn erhält zeitweise zu wenig Sauerstoff. Somit kann Schnarchen der Beginn eines Schlafapnoe-Syndroms sein. Doch nicht jeder Schnarcher ist gefährdet. Man unterscheidet grob die folgenden Schnarchtypen:

- **Schnarchen ohne Atemaussetzer:** Einige Menschen schnarchen ihr Leben lang, ohne dass Atemaussetzer in bedeutsamer Anzahl auftreten.
- **Schnarcher mit wenigen Atemaussetzern:** Andere Menschen schnarchen und entwickeln Atemaussetzer und Sauerstoffentsättigungen des Blutes. Diese treten in so geringer Anzahl auf und sind von so kurzer Dauer, dass sie nicht behandelt werden müssen.
- **Schnarcher mit krankhaften Atemaussetzern:** Eine letzte Gruppe von Menschen schnarcht und entwickelt Atemaussetzer sowie Sauerstoffentsättigungen des Blutes, die unbedingt behandelt werden sollten, da sie sowohl zu direkten körperlichen Störungen wie Tagesmüdigkeit und Einschlafneigung führen als auch über die Jahre eine erhebliche Herz-Kreislauf-Belastung darstellen.

Eine Sonderform stellt das „Upper-Airway Resistence-Syndrom" (UARS) dar. Hier treten kleinste Verengungen des Atemweges auf, die kein Schnarchen zur Folge haben müssen und in der polygraphischen Messung keine erkennbare Verminderung des Atemflusses verursachen, aber trotzdem zu einer Weckreaktion führen. Bei diesen Menschen besteht eine bedeutsame Tagesmüdigkeit. Zur Diagnosestellung ist unbedingt eine Schlaflaboruntersuchung mit Nachweis von Weckreaktionen notwendig, im Einzelfall zeigt erst der Erfolg einer eingeleiteten Therapie (CPAP-Therapie wie bei einer Schlafapnoe), dass eine Verengung der Atemwege als Ursache vorgelegen haben muss.

Wichtiger Hinweis

Ob Sie an einem gewöhnlichen Schnarchen oder an einem gefährlichen Schlafapnoe-Syndrom leiden, kann nur der Fachmann entscheiden!

Harmlos oder gefährlich?

Für die Unterscheidung zwischen harmlosem Schnarchen und dem gefährlichen Schlafapnoe-Syndrom sollten zwei Punkte beachtet werden:

- Zum einen unterscheidet sich „harmloses“ Schnarchen von gefährlichem Schnarchen dadurch, dass es sich bei Ersterem um ein regelmäßiges Schnarchen, volkstümlich ausgedrückt um „Sägen“, handelt. Gefährliches Schnarchen ist unterbrochen durch Atemstillstände, also durch Zeiträume, in denen der Schläfer überhaupt nicht atmet. Diese werden häufig beendet durch ein lautes, ohrenbetäubendes Aufschnarchen, dem ein oder mehrere Atemzüge folgen, die dann von einem erneuten Atemstillstand unterbrochen werden. Die Atemstillstände können bis zu einer Minute und länger anhalten.
- Zum anderen kann man harmloses Schnarchen von gefährlichem Schnarchen anhand der Auswirkungen beurteilen. Bei harmlosem Schnarchen ist der Schläfer meist am nächsten Tag ausgeschlafen, bei gefährlichem Schnarchen, also Schnarchen mit Atemstillständen, fühlt er sich gerädert und völlig unausgeschlafen. Er schläft tagsüber ungewollt ein, anfangs in Situationen, in denen seine Aufmerksamkeit nicht unbedingt gefordert ist (Zeitung lesen, Fernsehen), im weiteren Krankheitsverlauf aber auch am Arbeitsplatz oder, hochgradig gefährlich, beim Autofahren. Dies geschieht oft nur für sehr kurze Zeit, man spricht daher vom „Sekundenschlaf“.

Die Risikofaktoren

Ob und wie laut jemand schnarcht, kann von verschiedenen Umständen beeinflusst werden. Zu diesen gehören vor allem Alkohol, Übergewicht und Medikamente.

Der Alkohol

Dass ein Mensch nach Alkoholkonsum schnarcht, auch wenn er sonst ein ruhiger Schläfer ist, hat verschiedene Ursachen. Unter anderem führt Alkohol zu einer vermehrten Erschlaffung aller Muskeln und eben auch der Schlundmuskulatur mit dem Problem der Verengung des Luftweges. So kann ein Mensch, der normalerweise nicht schnarcht, weil er während des Schlafes ausreichend weite Luftwege hat, durch eine alkoholbedingte leichte Verengung seiner Luftwege zum Schnarcher werden.

Folgerisiko

Bei einem Menschen, der ohne Alkoholkonsum leicht verengte Luftwege besitzt, kann durch Alkoholkonsum eine weitere Verengung auftreten. Das ungefährliche Schnarchen geht dann in ein Schnarchen mit Atemwegsverschlüssen und Atemaussetzern über. Hinzu kommt, dass unter Alkoholeinfluss der Atemantrieb im Gehirn vermindert ist und die Alarmreaktion verspätet einsetzt. Dadurch treten deutlich mehr und deutlich längere Atemaussetzer auf. In der Folge kann ein Schlafapnoe-Syndrom entstehen oder ein bereits bestehendes Schlafapnoe-Syndrom kann sich verschlimmern.

Das Übergewicht

Übergewicht ist nicht nur ein Risiko für Herz-Kreislauf-Erkrankungen, sondern auch für das Schnarchen sowie für das Schlafapnoe-Syndrom. Klassischerweise ist der Schnarcher übergewichtig, auch wenn es schlanke Patienten gibt, die ebenfalls schnarchen. Meist reicht eine Reduzierung des Gewichtes, um das Schnarchen zu beheben. Bei der Gewichtsabnahme wird Fettgewebe abgebaut, dadurch verbessert sich die Funktion der Schlundmuskeln und der Atemmuskulatur (durch weniger Fetteinlagerung), und die Luftwege im Rachen werden wieder geweitet.

Die Medikamente

Schlaf-, Beruhigungsmittel und stimmungsaufhellende Medikamente können – ähnlich wie Alkohol – unabhängig von der Dosis das Schnarchen sowie eventuelle Atemaussetzer verstärken. Bei einem gewöhnlichen Schnarcher, der schon eine leichte Verengung seiner Luftwege aufweist, kann das ungefährliche Schnarchen in ein Schnarchen mit Atemwegsverschlüssen und Atemaussetzern übergehen.

Kann man Schnarchen behandeln?

Schnarchen ist seit Menschengedenken ein Problem. Grundsätzlich gilt, dass alles, was die Atemwege erweitert, beziehungsweise die Verengung der Atemwege vermindert, das Schnarchen günstig beeinflusst.

Allgemeine Maßnahmen

Im Umkehrschluss der oben genannten Risikofaktoren können wir also festhalten, dass die folgenden Maßnahmen für mehr Ruhe im Schlafzimmer sorgen können:

- Alkoholverzicht,
- Gewichtsabnahme,
- Schlafmittelverzicht.

Eine Pille gegen das Schnarchen?

Bislang gibt es ein solches Wundermittel nicht. Doch eines ist sicher: Wer auch immer sie erfindet, braucht sicher nie mehr zu arbeiten.

Antischnarchprothesen

Im Bereich der medizinischen Antischnarchprothesen wurden viele Versuche unternommen:

- Es gibt gebissähnliche Prothesen, die man zur Nacht anlegt und die mit einem Stab die Zunge herunterdrücken und so versuchen, ein Zurückfallen der Zunge während des Schlafes zu verhindern. Diese Prothesen kosten über 100 Euro.
- Es gibt spezielle, zahnärztlich angepasste Prothesen, die den Unterkiefer etwas nach vorne ziehen und dadurch den Rachenraum erweitern. Diese Prothesen sind sehr unbequem zu tragen. Sie kosten bis zu 1.000 Euro und können auf Dauer den Kiefer verformen, Kopfschmerzen und insbesondere Schmerzen im Kiefergelenk verursachen.
- Darüber hinaus gibt es noch jede Menge weiterer Modelle, über die der Arzt informiert.

Insgesamt sind die Erfolge mit Prothesen jedoch sehr unbefriedigend. Bei einigen Patienten tritt vorübergehend eine Besserung des Schnarchens ein, die aber leider oft nicht von langer Dauer ist.

Das Schlafapnoe-Syndrom

Das Schlafapnoe-Syndrom gehört im Schlaflabor zu den am häufigsten diagnostizierten Schlafstörungen. Dennoch gilt es in der Bevölkerung immer noch als exotische und seltene Erkrankung. Dabei sind Schlafapnoe-Syndrome fast so weit verbreitet wie die Volkskrankheit Diabetes. Etwa zwei bis vier Prozent der Deutschen leiden an der Schlafapnoe. Es ist wichtig, ein Schlafapnoe-Syndrom möglichst früh zu erkennen, da dieses schwerwiegende Krankheiten nach sich ziehen kann.

Faustregel
Wer während des Schlafes stark schnarcht und mehr als zehn Atempausen pro Stunde von mehr als zehn Sekunden Dauer (pro Atempause) hat, der leidet unter einem Schlafapnoe-Syndrom.

Schlafapnoiker, deren Krankheit nicht behandelt wird, sterben früher an Herzinfarkt, Bluthochdruck oder Schlaganfall. Betroffen sind vor allen Dingen übergewichtige, laut schnarchende Männer zwischen 40 und 60 Jahren. Nach den Wechseljahren trifft die Erkrankung Frauen in fast gleichem Ausmaß.

Was ist eine Schlafapnoe?

Die Schlafapnoe ist eine spezielle Art der Atmungsstörung, die nur im Schlaf auftritt. Man unterscheidet drei verschiedene Formen der Erkrankung: die obstruktive, die zentrale und die gemischte Apnoe. Bei den Betroffenen kommt es während des Schlafes zu lang andauernden Atemstillständen, sogenannten Apnoen, über wenigstens zehn Sekunden, zumeist etwa 20 bis 60 Sekunden, teilweise sogar bis zu zwei Minuten!

Selbsttest
Um sich besser vorstellen zu können, wie lange so eine Pause ist, können Sie einmal auf die Uhr sehen und für 60 Sekunden die Luft anhalten. Wenn Sie bedenken, dass das etwa 30-mal in der Stunde passiert, also alle zwei Minuten, bekommen Sie einen Eindruck für die Belastung des Körpers.

Während des Schlafes kommt es zu einer Erschlaffung der Muskulatur. Bei einigen Menschen ist die Erschlaffung der Schlundmuskulatur so ausgeprägt, dass ein vollständiger Kollaps mit Blockierung des Luftweges auftritt. Unterkiefer und Zungengrund rutschen in der Rückenlage so weit nach hinten, dass sie die Atemwege der Betroffenen oberhalb des Kehlkopfes teilweise oder ganz verschließen. Zudem fallen auch die Seitenwände des Rachens ein. Diese Verengung, die bei verschiedenen Menschen an unterschiedlichen Stellen im Rachenbereich auftritt, wird auch Obstruktion genannt. Der Patient kann nicht mehr ungehindert atmen, er schnarcht laut und unregelmäßig. Obwohl die Atemmuskulatur weitere Atemanstrengungen unternimmt, sind die Luft- und damit die Sauerstoffzufuhr unterbrochen. Der Sauerstoffgehalt des Blutes sinkt. Sind die oberen Atemwege ganz verschlossen, steht die Atmung für kurze Zeit still, es besteht der Zustand der Apnoe. Bevor der Betroffene erstickt, „weckt“ ihn eine Alarmreaktion des Körpers, die Schlundmuskulatur öffnet sich und der Atemweg wird wieder frei. Dieser gestörte Atemmechanismus tritt im Laufe der Nacht immer wieder auf, sobald der Betroffene tief und entspannt schläft. Sein Schlaf ist durch diese ständigen kurzen Aufwachreaktionen so auseinander gerissen, dass er tagsüber unter extremer, unüberwindbarer Müdigkeit leidet. Für die Betroffenen unerklärlich, denn oft bemerken sie nicht, dass sie nachts immer wieder „aufwachen“. Auf diese Weise wird der

Warnzeichen der Schlafapnoe

Bei Erwachsenen

Schnarchen kann eine Lautstärke erreichen, die an Geräusche eines Pressluftbohrers erinnert und über mehrere Räume hinweg zu hören ist. Die typischen Geräusche des Schnarchens, die im Wechsel von Atempausen und heftigem Luftschnappen entstehen, spiegeln das Aus- und Einsetzen der Atmung akustisch wider. In manchen Fällen setzt die Atmung zu 75 Prozent der gesamten Schlafdauer aus.

Der gestörte Nachtschlaf führt zu gravierenden Belastungen im Privat- und Berufsleben. Schlafapnoiker unterliegen erhöhten Unfall- und Verletzungsrisiken, da sie jederzeit am Arbeitsplatz oder am Steuer einschlafen können. Die Wahrscheinlichkeit von Verkehrsunfällen ist bei Schlafapnoikern etwa zwei- bis fünfmal höher als bei anderen Verkehrsteilnehmern.

Schlafapnoe kann zu Konzentrationsstörungen, Vergesslichkeit, Zerstreutheit, gelegentlich auch zu Angstzuständen und Depressionen führen. Andere Symptome können Nachtschweiß, nächtliches anfallsweises Herzrasen, morgendliche Mundtrockenheit und Kopfschmerzen sein. Die Beschwerden können rasch und unvermittelt auftreten, zumeist bilden sie sich jedoch in einem schleichenden Prozess über Jahre. Die Symptome werden oft nicht beachtet oder in ihrer Bedeutung nicht ernst genommen. Meist werden Familienmitglieder, Arbeitgeber oder Kollegen auf das veränderte Verhalten der Patienten aufmerksam und regen eine ärztliche Untersuchung an. Es gibt aber Fälle, in denen die Betroffenen selber registrieren, dass sie nachts häufig aufwachen und nach Luft ringen. Manche Patienten klagen auch über morgendliche Kopfschmerzen und ein nachlassendes sexuelles Interesse. Bei Männern kann es zudem zu Erektionsstörungen kommen.

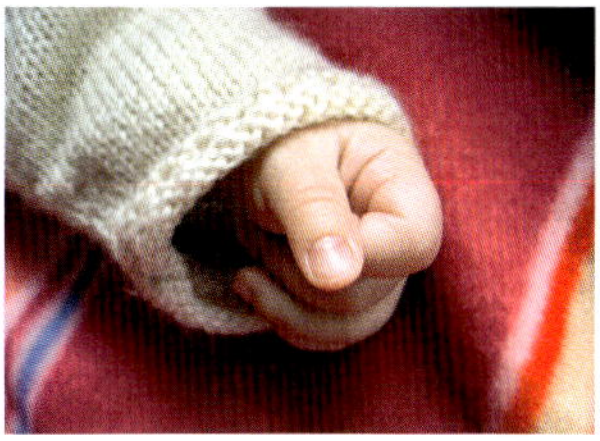

Bei Kindern

Schlafapnoe wird mit dem plötzlichen Kindstod in Verbindung gebracht, obwohl die Ursachen und Zusammenhänge nicht genau bekannt sind. In der Forschung geht man derzeit der Frage nach, welche Rolle die Schlafapnoe beim plötzlichen Kindstod spielt und inwieweit sie als auslösender Faktor in Betracht kommt. Schlafapnoe kann bei Kindern mit Übergewicht und vergrößerten Mandeln sowie Polypen auftreten. Unter Schlafapnoe leidende Kinder schnarchen, zeigen Schwierigkeiten beim Luftholen und haben einen unruhigen Schlaf. Da Schnarchen im Kindesalter sehr ungewöhnlich ist, sollten Eltern stets einen Arzt zu Rate ziehen. Ältere Kinder, die unter Schlafapnoe leiden, wirken oft träge und schwerfällig und zeigen schlechte Leistungen in der Schule. Sie werden häufig als „langsam" und „faul" eingeschätzt.

Fragebogen zur Selbsterkennung

Fragen Sie Ihre Partnerin, beziehungsweise Ihren Partner, ob Sie nachts laut und unregelmäßig schnarchen und ob Sie Atemaussetzer haben, die manchmal von einem „explosionsartigen" Schnarchen beendet werden. Fragen Sie, ob sie beziehungsweise er Sie schon einmal (vielleicht sogar schon öfter) angestoßen und wachgerüttelt hat, weil Sie für längere Zeit nicht geatmet haben. Neben Schnarchen und Atemaussetzern gibt es viele weitere Beschwerden, die zu einem Schlafapnoe-Syndrom gehören. Es kommen nur selten alle Beschwerden gleichzeitig vor. Beantworten Sie daher die folgenden Fragen:

1. Fühlen Sie sich morgens unausgeschlafen, gegebenenfalls sogar „wie gerädert"?
2. Haben Sie bereits beim Aufwachen Kopfschmerzen oder Schwindel?
3. Werden Sie tagsüber gelegentlich so müde (oft um die Mittagszeit oder am frühen Nachmittag), dass Sie sogar einschlafen?
4. Machen Sie womöglich aus diesem Grunde einen Mittagsschlaf?

Weitere schlafbezogene Atemstörungen
- Hypoventilationssyndrome (lang anhaltende Minderatmung durch eine Fehlfunktion der körpereigenen Messfühler für Kohlendioxid und Sauerstoff, z. B. Undines-Fluch-Syndrom)
- Epilepsien (Krampfleiden)
- Hirnabbauerkrankungen (Alzheimer, Parkinson)
- Schlafgebundenes Asthma bronchiale
- Alkoholkonsum und Schlafmittelgebrauch
- Schilddrüsenunterfunktion
- Mineralstoffstörungen (Magnesiummangel)

5. Merken Sie, dass Sie trotz ausreichendem Nachtschlaf tagsüber Konzentrationsschwierigkeiten haben?
6. Merken Sie, dass Sie trotz ausreichendem Nachtschlaf tagsüber körperlich und geistig vermindert leistungsfähig sind?
7. Merken Sie, dass Sie trotz ausreichendem Nachtschlaf tagsüber gereizt und nervös sind?
8. Schlafen Sie regelmäßig beim Fernsehen oder aber beim Zeitung lesen ein?
9. Sind Sie einmal beim Autofahren plötzlich weggenickt und dann erschrocken wieder aufgewacht (sogenannter Sekundenschlaf) oder sogar tatsächlich eingeschlafen und haben einen Unfall verursacht?
10. Haben Sie nachts oft Albträume, wachen Sie nachts unvermittelt auf und haben Atemnot, oder schwitzen Sie nachts sehr stark?
11. Haben Sie Übergewicht?
12. Leiden Sie unter sexuellen Funktionsstörungen oder Impotenz?
13. Sagen Ihnen Bekannte und Verwandte, Sie hätten sich in Ihrer Persönlichkeit geändert, seien nicht mehr aufgeschlossen und fröhlich, sondern depressiv?

14. Fühlen Sie sich nach abendlichem mäßigen Alkoholkonsum am nächsten Morgen besonders erschöpft und abgeschlagen?
15. Haben Sie schon einmal nachts wie aus heiterem Himmel Herzrasen oder Herzstolpern gespürt?

Alle genannten Beschwerden können Anzeichen eines Schlafapnoe-Syndroms sein!
Auswertung: Wenn Sie einige der oben gestellten Fragen mit „Ja“ beantwortet haben, dann könnten Sie an einem Schlafapnoe-Syndrom leiden!

Die Gefahren des Schlafapnoe-Syndroms

Keine Angst!
Nicht jeder Mensch, der schnarcht, hat ein Schlafapnoe-Syndrom. Es gibt harmloses Schnarchen, das nur geräuschbelästigend ist. Außerdem haben viele Menschen nachts (zumeist kurze) Atemaussetzer. Man geht jedoch davon aus, dass bis zu fünf Atemaussetzer pro Stunde normal sind, 5–10 Atemaussetzer pro Stunde einen Grenzbereich darstellen und erst ab 10 Atemaussetzern pro Stunde von einem Schlafapnoe-Syndrom gesprochen wird.

Direkte körperliche Störungen

Das Hauptproblem der Betroffenen ist die Tagesmüdigkeit sowie die Einschlafneigung. Wenn ein Mensch noch nie einen Film zu Ende gesehen hat, weil er bereits vorher einschläft, oder wenn jemand regelmäßig zu spät nach Hause kommt, weil er während seiner Busfahrt die Haltestelle verschläft und erst an der Endstation vom Busfahrer aufgeweckt wird, ist das eher amüsant. Tragisch sind die durch die Einschlafneigung und den sogenannten Sekundenschlaf ausgelösten Auto- und Arbeitsunfälle.

Schlafapnoe – Gefahr für die Gesundheit

Symptome	Mögliche Folgen	Risikofaktoren
– lautes, unregelmäßiges Schnarchen – ständige Müdigkeit, Einschlafzwang am Tag – verminderte geistige und körperliche Leistungsfähigkeit – Konzentrationsschwäche – Nervosität, Gereiztheit – Kopfschmerzen – Albträume – Depressionen – sexuelle Störungen, Impotenz – Bettnässen bei Kindern – Schwindelanfälle – Persönlichkeitsveränderungen – nächtliches Schwitzen	– Bluthochdruckerkrankungen – Herzrhythmusstörungen – koronare Herzkrankheit – Herzinfarkt – Herzinsuffizienz – plötzlicher Herztod – Schlaganfall – krankhafte Vermehrung der roten Blutkörperchen – nächtliches Nasenbluten – Depressionen – erhöhte Unfallgefahr	– starkes Übergewicht – üppige Mahlzeiten am Abend – Alkohol, besonders am Abend – Rauchen – Schlaf- und Beruhigungsmittel – unregelmäßige Schlafzeiten (z. B. Schichtarbeit) – an Schlafapnoe leidende Verwandte – männliches Geschlecht – Engstellen im Nasen-/ Rachenraum (z. B. durch vergrößerte Mandeln)

Betrachten wir einzelne Berufsgruppen bei ihrer täglichen Arbeit und stellen uns dann vor, dass einige von ihnen für zehn bis 20 Sekunden (oder sogar länger) einschlafen:

- der Pilot, der sich gerade im Landeanflug befindet;
- der Fluglotse, der im Flughafentower die Flugzeuge auf ihrem Kurs dirigiert;
- der Kranführer, der in 30 Metern Höhe alleine im Führerhaus sitzt und Stahlträger über die Köpfe der Bauarbeiter hinweg bewegt;
- der Schreiner, der mit der Kreissäge arbeitet;
- der Neurochirurg, der am Gehirn operiert.

Des Weiteren ist die Leistungsfähigkeit, insbesondere die Konzentrationsfähigkeit, so stark eingeschränkt, dass man sich zu jeder Tätigkeit zwingen muss. Schließlich entsteht durch die Unausgeschlafenheit eine Gereiztheit, die den Umgang mit den Mitmenschen erschwert.

Folgeerkrankungen

Es gibt zahlreiche und sehr schwerwiegende Folgeerkrankungen, die man vermeiden kann, wenn man eine Schlafapnoe frühzeitig entdeckt und behandelt. Zu ihnen gehören unter anderem:

- Bluthochdruck,
- Belastungsluftnot,
- Herzschmerzen,
- Herzrhythmusstörungen,
- Schlaganfall.

Auch sexuelle Funktionsstörungen und Impotenz können Folge eines Schlafapnoe-Syndroms sein. Allerdings sind nicht nur Männer durch den Verlust der Erektionsfähigkeit beeinträchtigt, auch bei Frauen können sich sexuelle Funktionsstörungen in Form von eingeschränkter Liebeslust und verminderter Orgasmusfähigkeit einstellen.

Schlafapnoe und Schnarchen

Alkohol verengt nicht nur die Luftwege. Es kommt hinzu, dass unter Alkoholeinfluss der Atemantrieb im Gehirn vermindert ist und die Alarmreaktion verspätet einsetzt. Dadurch treten mehr und deutlich längere Atemaussetzer auf. Bei Patienten, die regelmäßig abends Alkohol trinken, reicht im einen oder anderen Fall das Weglassen des Alkohols, um die Schlafstörungen oder die Tagesmüdigkeit zu beheben.

Die meisten Schlafapnoe-Patienten sind übergewichtig. Bei vielen von ihnen reicht eine deutliche Gewichtsabnahme aus, die Schlafstörungen oder die Tagesmüdigkeit zu beheben. Studien belegen, dass durch eine Gewichtsabnahme der untersuchten Patienten die Anzahl der Atemaussetzer absank, die Beschwerden über Tage besser wurden und die Rate an begleitenden Erkrankungen geringer wurde.

Schlaf- und Beruhigungsmittel wirken ähnlich wie Alkohol verengend auf die Luftwege und verstärken die Atemaussetzer. Bei einem Schlafapnoe-Patienten kann aus einem leichtgradigen ein mittel- bis schwergradiges Schlafapnoe-Syndrom werden. Aus diesem Grund ist es wichtig, bei Tagesmüdigkeit oder bereits gesichertem Schlafapnoe-Syndrom solche Medikamente konsequent abzusetzen (wenn das medizinisch vertretbar ist). Bei Patienten, die zusätzlich an Lungenerkrankungen wie einer chronischen Bronchitis, einem Lungenemphysem oder einem Asthma bronchiale leiden, ist die Atmung während des Schlafes beeinträchtigt. Dadurch verschlimmern sich die Apnoen, insbesondere die aussetzerbedingten Sauerstoffabfälle sind deutlicher als bei lungengesunden Patienten.

Alkohol von der Krankenkasse

Die auf ein Schlafapnoe-Syndrom verstärkende Wirkung des Alkohols wird auch in der Diagnostik eingesetzt. Sollten sich in einer Messnacht im Schlaflabor nur wenige Atemaussetzer zeigen, obwohl ein Patient über erhebliche Beschwerden wie Schlafstörungen oder Tagesmüdigkeit klagt, wird eine zweite Messnacht mit sogenannter „Alkohol-Provokation" durchgeführt. Dazu trinkt der Patient den Alkohol, den er normalerweise abends zu sich nimmt, mindestens jedoch zwei Flaschen Bier oder eine halbe Flasche Wein. Somit ist das Schlafapnoe-Syndrom die einzige Erkrankung, bei der man (zumindest im Rahmen der Diagnostik) den Alkohol von der Krankenkasse bezahlt bekommt.

Wann muss behandelt werden?

Bei der Einschätzung des Schweregrades muss die Verteilung berücksichtigt werden. Wenn zum Beispiel ein Patient in zwei aufeinander folgenden Stunden insgesamt 60 Atemaussetzer hat und in den anderen vier Stunden seines Schlafes keinen einzigen, kommt er in der Berechnung auf einen Schnitt von zehn Aussetzern pro Stunde. Dieses

gilt als gerade noch normal. Trotzdem ist der Schlaf in den besagten zwei Stunden erheblich gestört, was durchaus zu Tagesmüdigkeit führen kann.
Des Weiteren spielt auch die Länge der Atemaussetzer eine Rolle. 15 Atemaussetzer pro Stunde von gerade einmal zehn Sekunden Dauer sind sicherlich weniger schlimm als zehn Atemaussetzer pro Stunde, von denen jeder Aussetzer mehr als eine Minute dauert. Auch das Ausmaß der Sauerstoffentsättigungen im Blut muss bewertet werden. Sicherlich sind 20 Atemaussetzer pro Stunde, die zu keiner Sauerstoffentsättigung des Blutes führen, weniger gefährlich als 15 Atemaussetzer pro Stunde, bei denen der Sauerstoffgehalt im Blut um 50 Prozent absinkt.
Zu guter Letzt hängt der Schweregrad der Erkrankung auch vom Ausmaß der Beeinträchtigung ab, die individuell verschieden sein kann.
Bei der Entscheidung für eine Therapie müssen neben der Schwere einer Schlafapnoe-Erkrankung eventuelle Begleiterkrankungen berücksichtigt werden. Bei Atemstörungen, bzw. Schlafstörungen nach einem Schlaganfall hat man herausgefunden, dass die geschädigten Körperfunktionen deutlich schneller wiederhergestellt werden, wenn man nicht nur den Schlaganfall, sondern auch das Schlafapnoe-Syndrom behandelt. Gleiches gilt für das Vorliegen von Schlafapnoe-Syndrom und Herzschwäche. Auch hier kann sich die Herzschwäche deutlich bessern, wenn auch das Schlafapnoe-Syndrom behandelt wird.

Wichtiger Hinweis
Wie schwer eine Schlafstörung ist und ob man sie behandeln muss, hängt nicht alleine von der Anzahl der Atemaussetzer pro Stunde ab, sondern auch von anderen Faktoren. Die Entscheidung über die Notwendigkeit der Behandlung sollte daher dem Spezialisten überlassen werden.

Therapiemöglichkeiten und Behandlungsstrategien

Von alleine tritt keine spontane Besserung der Beschwerden ein. Zumeist verschlimmert sich der Befund mit zunehmendem Lebensalter. Das ist verständlich, wenn man bedenkt, dass alle Muskeln im Laufe des Lebens zunehmend erschlaffen und somit auch die Schlundmuskulatur an Spannkraft verliert, so dass letztlich ein Verschluss der Luftröhre auftritt. Eine Schlafapnoe sollte, sofern eine Behandlungsnotwendigkeit festgestellt wurde, unbedingt ärztlich behandelt werden. Dabei gibt es verschiedene Therapieansätze, sowohl operative als auch nichtoperative, sogenannte konservative Behandlungen, die je nach Einzelfall und Schweregrad unterschiedlich greifen.

Die Körperposition

Atemaussetzer treten häufiger in Rückenlage als in Seiten- oder Bauchlage auf, was damit zu erklären ist, dass in Rückenlage die Zunge nach hinten fällt und die Atemwege verschließt. Nur in seltenen Fällen treten die Atemaussetzer ausschließlich in Rückenlage auf. Findet sich jedoch ein Rückenlage abhängiges Schlafapnoe-Syndrom, kann eine Lagerungstherapie erfolgreich sein. Dazu wird ein Tennisball oder ein Schaumstoffkeil in das Schlafanzugoberteil eingenäht, so dass der Patient nicht mehr auf dem Rücken liegen kann und demzufolge keine Atemaussetzer auftreten.

Allgemeine Maßnahmen

Beginnen wir mit der Schlafhygiene, also mit den allgemeinen Maßnahmen, die sich günstig auf ein Schlafapnoe-Syndrom auswirken können. Dazu zählen:

- Gewichtsabnahme,
- Alkoholverzicht,

- Schlafmittelverzicht,
- regelmäßige Schlaf-Wachzeiten,
- ruhige nächtliche Umgebung und gemäßigte Zimmertemperatur,
- Vermeidung von Nacht- und Wechselschichten.

Bei einigen Patienten reichen diese Maßnahmen aus, die Beschwerden deutlich zu bessern. In der überwiegenden Zahl der Fälle sind es nur Begleitmaßnahmen, die zusätzlich zu einer der nachfolgend beschriebenen Therapieformen durchgeführt werden.

Die medikamentöse Therapie

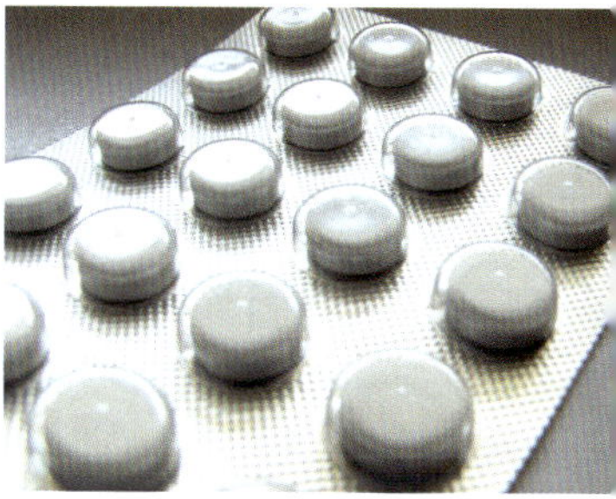

Trotz vieler Versuche mit den verschiedensten Medikamenten hat sich bisher kein Wirkstoff bewährt. Retardiertes Theophyllin in einer Dosierung zwischen 100 und 500 mg (20 Minuten vor dem Schlafengehen) wurde eine Zeit lang häufig eingesetzt, der Effekt hielt aber, wenn überhaupt, nur kurzzeitig an.

Modafinil, ein Psychostimulans, kann nachweisbar den Wachheitsgrad von Patienten mit Tagesmüdigkeit sowohl bei Schlafapnoe als auch infolge von Schichtarbeit erhöhen. Es ändert allerdings nichts an dem Auftreten der Atemaussetzer. Da diese Substanz aber zu den sogenannten „Wachmachern" gehört, mit denen leider nicht selten Missbrauch getrieben wird, hat man sie von vornherein unter das Betäubungsmittelgesetz gestellt. Sie kann damit nur auf bestimmten Rezepten (BTM-Rezept) und in bestimmten Mengen verordnet werden.

Die CPAP-Therapie

Die CPAP-Therapie ist die erfolgreichste Therapie eines Schlafapnoe-Syndroms.

Der Australier Sullivan fand 1981 heraus, dass man die kollapsgefährdeten Atemwege im Schlaf stabilisieren kann, wenn man über die Nase

einen Überdruck zwischen 5 und 15 mmHg in den Atemwegen aufbaut. Auf diese Weise werden die Atemwege geschient (vergleichbar einem Fahrradschlauch, der aufgepumpt wird).
Man benötigt hierzu eine Druckluftpumpe (funktioniert wie ein Gebläse), ein Schlauchsystem und eine festsitzende Nasenmaske. Sullivan nannte diese Therapie CPAP-Therapie (Continous Positive Airway Pressure), weil durch diese Konstruktion kontinuierlich ein positiver Atemwegsdruck aufgebaut wird. Durch die kontinuierliche Überdruckbeatmung kann man sowohl alle Schnarchgeräusche als auch alle Atemaussetzer vollständig beseitigen, allerdings nur für die Dauer dieser Beatmung. Der aufgebaute Druck ist nicht so hoch, dass der Patient „aufgeblasen" wird, sondern lässt eine Ausatmung der eingeatmeten Luft zu. Trotz dieser zunächst abschreckend anmutenden Therapie ist die Langzeitakzeptanz bei den Patienten sehr gut, zumal sich bei ungefähr 80 Prozent das Befinden dramatisch verbessert.

Die Überdruckbeatmung im Vergleich
Ein Druck von 12 mmHg auf die Atemwege entspricht etwa dem Luftdruck, den man spürt, wenn man auf der Autobahn bei 140 Stundenkilometern den Kopf aus dem Fenster steckt und dann ein- und ausatmet.

Die Nachteile

- Die Atemwege trocknen aus und die Nasenschleimhaut schwillt an. (Dem kann man mit öligen Nasentropfen oder einem speziellen, teilweise bereits in die Geräte eingebauten Atemluftbefeuchter entgegenwirken.)
- Im Bereich der Maske kommt es zu Druckstellen. Es gibt sicherlich über 100 verschiedene Maskenformen und Maskengrößen von unterschiedlichen Herstellern, notfalls ist sogar die individuelle Anfertigung einer Nasenmaske möglich.

- Bei geringen Maskenundichtigkeiten wird die Bindehaut durch einen ständigen Luftstrom gereizt.
- Das Gerät ist nicht geräuschlos. Die neuen Geräte-Generationen sind im Vergleich zu ihren Vorgängern bereits deutlich leiser und werden in Zukunft noch leiser werden. Dennoch ist jedes Schnarchen deutlich lauter und störender als ein solches Gerät.

Viele Patienten sind der Meinung, sie schliefen mit offenem Mund, bedingt dadurch würde über den Mund ständig Druck entweichen und eine Schienung der Atemwege unmöglich werden. In Wirklichkeit haben über 90 Prozent aller Patienten im Schlaf den Mund geschlossen. Bei den wenigen, die den Mund regelmäßig öffnen, kommen Kinnbinden (die das Aufklappen des Mundes verhindern) oder Nasen-Mund-Masken (die sowohl Nase als auch Mund umschließen) zur Anwendung.

Die Einstellung der Maske

Die Einstellung auf eine CPAP-Therapie benötigt mehrere Schritte. Die Anpassung der richtigen Maske erfolgt in der Regel in einer Praxis mit schlafmedizinischem Schwerpunkt oder direkt in einem Schlaflabor. Es erfordert sehr viel Erfahrung, um die richtige Maske anzupassen. Anschließend benötigt jeder Patient sein spezielles Druckniveau. Es ist nicht möglich, von der Anzahl der Atemaussetzer oder der Ausprägung der Schläfrigkeit auf die Höhe des benötigten Überdruckes zu schließen. Der Druck wird in der Therapie-Nacht im Schlaflabor so lange erhöht, bis keine oder nur noch wenige Atemaussetzer nachweisbar sind und der Schlaf sich wieder normalisiert.

In den Fällen, in denen das benötigte Druckniveau 15 mmHg übersteigt oder der Patient den erreichten Überdruck nicht toleriert, kann ein sogenanntes BIPAP-Gerät (Bi-level Positive Airway Pressure) eingesetzt werden, das bei jedem Ausatmen den Druck herunterreguliert und bei jedem Einatmen wieder erhöht. Dadurch fällt dem Patienten das

Ausatmen leichter. Die ambulante CPAP-Einstellung, das heißt, die Ersteinstellung beim Patienten zu Hause, hat sich in Deutschland noch nicht etabliert, obwohl entsprechende gerätetechnische Möglichkeiten gegeben sind.

Neue Tendenzen

Die derzeitige Entwicklung der Geräte geht zu einem „intelligenten" CPAP-Gerät, welches in der Lage ist, Atemaussetzer zu erkennen und selbstständig das Druckniveau so lange erhöht, bis keine Atemaussetzer mehr auftreten. Anschließend wird nach einer gewissen Zeit der Druck versuchsweise absenkt. Diese Geräte bezeichnet man als Auto-CPAP-Geräte.

Dadurch könnte in Zukunft die Therapie-Einstellung in einem Schlaflabor überflüssig werden, so dass im Schlaflabor nur noch die Diagnostik durchgeführt wird und die Therapie sich auf einige wenige Problemfälle beschränkt. Nachteilig an dieser häuslichen Einstellung ist, dass bei Problemen nachts kein Ansprechpartner anwesend ist. Wer an einem Schlafapnoe-Syndrom leidet und über eine CPAP-Therapie nachdenkt, sollte wissen, dass dieses „intelligente" System seine Tücken hat. In Deutschland wird derzeit überwiegend normales CPAP und nicht Auto-CPAP angewendet. Welches System das Richtige ist, muss der Arzt entscheiden.

Auto-CPAP-Geräte sind teurer als einfache CPAP-Geräte. Dies führt angesichts der finanziellen Einschränkungen im Gesundheitswesen dazu, dass die Verordnung teurerer Geräte speziell begründet werden muss und von der Krankenkasse häufig abgelehnt wird, wenn eine günstigere Lösung einen vergleichbaren Erfolg bringt.

Grundsätzlich gilt, dass die CPAP-Therapie nur die Folgen (das heißt den Kollaps sowie die Verengung der Atemwege) behandelt und nicht die Ursache der Erkrankung (die Erschlaffung der Muskulatur). Wenn man die Therapie unterbricht oder beendet, treten innerhalb von zwei bis drei Tagen die ursprünglichen Beschwerden wieder auf. Daher ist die CPAP-Therapie eine lebenslange Therapie. Wer sich einmal mit einem Betroffenen unterhalten hat oder selbst betroffen ist und durch die Therapie seine Schaffenskraft am Tage wiedererhalten hat, der versteht, dass ein erfolgreich behandelter Patient sein CPAP-Gerät nie freiwillig abgeben wird.

Die Kosten
Der Preis einer CPAP-Maske liegt zwischen 150 und 300 Euro. Eine individuell angefertigte Maske kostet etwa 1.000 Euro. CPAP-Geräte liegen zwischen 1.250 und 2.000 Euro, BIPAP-Geräte zwischen 2.000 und 4.000 Euro. Die Auto-CPAP-Geräte kosten je nach Hersteller um die 2.000 bis 2.500 Euro. Häufig schließen Krankenkassen mit einzelnen Herstellern Verträge ab, die neben dem CPAP-Gerät die Maske, Ersatzmaterialien wie Filter sowie die jährliche bis zweijährliche Wartung einschließen und über vier bis fünf Jahre laufen. Da diese Verträge nicht öffentlich gemacht werden, sind die tatsächlichen Kosten schwer abzuschätzen, die obigen Angaben demzufolge vage.

Die Therapie der zentralen Schlafapnoe

Zur Behandlung des zentralen Schlafapnoe-Syndrom und auch eines gemischtförmigen Schlafapnoe-Syndroms mit vielen zentralen Apnoen ist eine alleinige Überdruckbeatmung nicht ausreichend. Man macht sich in diesen Fällen eine spezielle Art der BiPAP-Therapie (BiPAP-ST) zunutze, bei der Ein- und Ausatemzeit sowie der Ein- und Ausatemdruck vorgegeben werden. Wie bei einer Beatmung auf der Intensivstation oder im Operationssaal bekommt der Patient alle paar Sekunden einen Atemstoß von dem Gerät über seine Nasenmaske. Dass der zentrale Atembefehl fehlt, spielt dann keine Rolle. Der Patient muss lernen, seine Atmung dem Gerät zu überlassen und nach Möglichkeit nicht dagegen zu atmen. Das ist nachvollziehbar schwieriger und langwieriger

Minderung der Aussetzer bewirken. In vielen Fällen, besonders bei den mittel- und höhergradigen, sind die Verfahren alleine nicht ausreichend.

Maxillo-mandibuläres Advancement

In ausgesuchten Fällen, zumeist bei Kieferfehlbildungen oder -stellungen („fliehendes Kinn, die sogenannte „Retrognathie") kann durch eine Operaton der Unterkiefer umgestellt, also zunächst durchtrennt und dann in einer nach vorne versetzten Stellung wieder zusammengeschraubt werden. Dadurch wird die Zunge nach vorne geschoben und der Luftweg im Rachenbereich erweitert.

Dieser Eingriff hat eine gute Erfolgsrate, ist aber sehr umfangreich und muss bei den alternativ zur Verfügung stehenden konservativen, das heißt nicht-operativen Verfahren zur Behandlung einer reinen Schlafapnoe (wie zum Beispiel der CPAP-Therapie) sehr gut überlegt werden.

Der letzte Ausweg

Als allerletzte Möglichkeit, wenn alle anderen Therapieversuche fehlgeschlagen sind und der Patient starken Leidensdruck empfindet, kann eine sogenannte „Tracheotomie", also ein Luftröhrenschnitt, durchgeführt werden. Ein Kollaps der Atemwege im Schlundbereich während des Schlafes hat dann keine Auswirkung mehr auf die Atmung, da die Luft direkt in die Luftröhre und weiter in die Lunge gelangt. Während diese Therapieform früher häufiger Anwendung fand, ist sie seit Einführung der CPAP-Therapie selten geworden.

Behandlung des Schlafapnoe-Syndroms bei Kindern

Schlafstörungen sind im Säuglings- und Kindesalter nicht selten und können verschiedene Ursachen haben. Unter anderem kann bereits im Kindesalter ein Schlafapnoe-Syndrom auftreten. Es kommt genauso wie beim Erwachsenen zu Schnarchen und Atemaussetzern. Im Unterschied zum Schlafapnoe-Syndrom bei Erwachsenen, bei denen in der Regel ein Kollaps der Atemwege auftritt, hat die Atemwegsverengung bei Kindern meistens eine organische Ursache. Es liegt also ein direktes Hindernis vor, das die Atmung stört. Infrage kommen beispielsweise bei Säuglingen angeborene Fehlbildungen (Kieferspalten, Retrognathie = sogenanntes fliehendes Kinn), bei Kleinkindern massiv vergrößerte Rachen- oder Gaumenmandeln oder vergrößerte Nasenmuscheln.
Oftmals lässt sich die Schlafapnoe-Symptomatik durch eine operative Korrektur der Fehlbildung oder eine Entfernung der Rachen- und oder der Gaumenmandeln (die sogenannte Adenotomie, bzw. Tonsillektomie) vollständig beseitigen. Daher erübrigt sich bei Kindern in den meisten Fällen eine CPAP-Maskentherapie.

Schlafapnoe und Verkehr: Der schnelle Tod durch den Sekundenschlaf

Unfallstatistiken belegen, dass 20 bis 25 Prozent der Unfälle im Straßenverkehr durch Einschlafen am Steuer geschehen. Die Schlafapnoe als eine der Hauptursachen von Einschlafneigung gehört neben Alkohol und überhöhter Geschwindigkeit zu den häufigsten Ursachen von Verkehrsunfällen. Oft verlaufen diese Unfälle besonders schwer, da der Fahrer keine Möglichkeit hat, zu reagieren.

Das Unfallrisiko von Patienten mit einem Schlafapnoe-Syndrom ist gegenüber dem anderer Autofahrer etwa um das 2,6-Fache erhöht! 25 Prozent, also ein Viertel aller Patienten mit einem Schlafapnoe-Syndrom, schlafen nach eigener Auskunft regelmäßig einmal pro Woche am Steuer ein! Eine amerikanische Studie stellte bei amerikanischen Schlafapnoe-Patienten Folgendes fest:

- Vor der CPAP-Therapie gab es 0,93 Unfälle und Beinahe-Unfälle pro 10 000 Meilen durch Einschlafen am Steuer.
- Mit der CPAP-Therapie fanden sich nur noch 0,4 Unfälle und Beinahe-Unfälle pro 10 000 Meilen durch Einschlafen am Steuer.

Bislang gibt es kein Gesetz, das Patienten mit Schlafapnoe-Syndrom das Autofahren so lange untersagt, bis sie erfolgreich behandelt worden sind. Selbst wenn jemand regelmäßig am Steuer einschläft und bereits mehrere Unfälle verursacht hat, darf er weiter Auto fahren. Der Arzt unterliegt der Schweigepflicht und kann nicht einfach eine Anzeige bei der Straßenverkehrsbehörde erstatten. Hier besteht sowohl bei den Betroffenen als auch bei der Allgemeinbevölkerung Informations- und auch Handlungsbedarf. Berufskraftfahrer und insbesondere Kraftfahrer im Personentransportverkehr, Lokführer und Fluglotsen müssen, bei Diagnose einer Schlafapnoe, bis zur endgültigen Abklärung im Schlaflabor, je nach Ausprägung bis zur Einleitung einer effektiven Therapie krankgeschrieben werden.

Weitere krankhafte Schlafstörungen

Dieses Kapitel widmet sich einigen Ursachen der Schlafstörungen, die Liste der Beispiele ist jedoch unvollständig. Selbstverständlich ist es wichtig, die Ursache der Schlafstörung ärztlich abzuklären und nicht einfach nur mit Schlafmitteln zu bekämpfen.

Restless-Legs-Syndrom – Das Syndrom der ruhelosen Beine

Das Restless-Legs-Syndrom äußert sich durch unangenehme, zum Teil aufsteigende Missempfindungen in den Beinen. Die Beschwerden treten fast ausschließlich in Ruhe und oder vor dem Einschlafen auf und gehen einher mit einem intensiven Bewegungszwang, der sich nur durch Bewegung oder Berührung aufheben lässt und in Ruhe rasch wiederkehrt. Meist sind die Unterschenkel symmetrisch betroffen, seltener auch Oberschenkel und Füße. Der Verlauf ist über viele Jahre wechselnd ausgeprägt, das heißt, die Beschwerden können oft mit mehrwöchigen beschwerdefreien Intervallen abwechseln. In fast der Hälfte der Fälle ist eine Ursache nicht auszumachen. Nach erfolgter Diagnose sind jedoch medikamentöse Maßnahmen sehr erfolgversprechend. Bei der anderen Hälfte der Fälle tritt das Restless-Legs-Syndrom als Begleitsymptom von anderen Erkrankungen auf wie zum Beispiel:

- chronischem Nierenversagen,
- Blutarmut,
- Leukämie,
- chronischen Lungenerkrankungen,
- chronischer rheumatischer Gelenkerkrankung,
- während der Schwangerschaft nach der 20. Woche.

Begünstigend für das Auftreten wirken Koffein, Erschöpfung und Wärme. Das Restless-Legs-Syndrom tritt oft kombiniert mit periodischen Beinbewegungen auf.
Insgesamt sind bis zu fünf Prozent der Normalbevölkerung betroffen. Da die Beschwerden überwiegend im Wachzustand oder im Schlafstadium eins auftreten, führen sie oft zu schweren Einschlafstörungen. Findet sich keine (behandelbare) ursächliche Erkrankung, existiert eine medikamentöse Behandlungsmöglichkeit mit Levodopa und oder Pramipexol, gelegentlich kann Magnesium helfen.

Narkolepsie und Schlafsucht

Die Narkolepsie ist eine Störung des Wachzustandes, die sich tagsüber durch Schlafanfälle kennzeichnet. Obwohl sie keine häufige Krankheit ist (etwa ein Fall pro 1 000 bis 2 000 Personen), ist die Gesamtzahl der betroffenen Personen beträchtlich (in den USA etwa 100 000). Die Narkolepsie tritt gehäuft innerhalb gewisser Familien auf, so dass eine vererbbare Veranlagung angenommen wird.
Die auffälligste Störung bei einer Narkolepsie besteht im unwiderstehlichen Schlafbedürfnis, das mehrmals pro Tag auftreten kann. Nach einer kurzen Schlafepisode erwacht der Patient erfrischt. Aber nicht nur der Wachzustand, sondern auch der Nachtschlaf ist in den meisten Fällen stark gestört. Narkoleptische Schlafattacken können unter ungewöhnlichen Umständen auftreten, beispielsweise während des Essens oder Radfahrens, ja sogar im Verlaufe des Geschlechtsverkehrs. Weitere Erscheinungen können, müssen aber nicht die Schlafattacken begleiten. Typischerweise wird dieser Schwächezustand durch starke Emotionen (Wut, Angst, Lachen) ausgelöst. Schon ein lustiger Witz kann bewirken, dass die Muskelspannung der Beine nachlässt und der Patient kraftlos zu Boden sinkt. Er bleibt dabei bei Bewusstsein und erhebt sich nach wenigen Sekunden wieder. Ein weiteres Symptom der Narkolepsie ist die

Schlaflähmung. Beim Einschlafen oder Erwachen kann sich der Patient nicht bewegen und fühlt sich für Sekunden bis Minuten gelähmt, ein Zustand, der von starken Angstgefühlen begleitet wird. Eine Berührung von außen bringt die Lähmung zum Verschwinden. Narkoleptische Patienten berichten auch oft über ausgesprochen lebhafte, traumähnliche Erlebnisse beim Einschlafen oder beim Aufwachen, die ebenfalls mit Angstgefühlen einhergehen können.
Die Ursache der Narkolepsie ist unbekannt. Die Schlafattacken sowie ihre Begleiterscheinungen lassen vermuten, dass eine Störung des Gleichgewichts zwischen REM-Schlaf und Wachzustand vorliegt. Sowohl der mit REM-Schlafperioden beginnende Tagesschlaf als auch der plötzliche Verlust der Muskelspannung (Kataplexie), die Schlaflähmung und ebenso die intensiven Traumerlebnisse weisen auf eine mangelhafte Abgrenzung des REM-Schlafes vom Wachzustand hin.

Syndrom der vorverlagerten Schlafphase

Mit dem Alter entsteht die Tendenz, früh ins Bett zu gehen und früh aufzustehen. Während sich die Mehrheit den veränderten körperlichen Bedürfnissen mühelos anpasst, empfinden manche Menschen die Diskrepanz zwischen dem körperlichen Bedürfnis, zeitig schlafen zu gehen – manchmal vor 21 Uhr – und dem persönlichen Wunsch, länger aufzubleiben, als große Belastung. In diesem Fall spricht man vom Syndrom der vorverlagerten Schlafphase.
Menschen, die unter einem vorverlagerten Schlafphasen-Syndrom leiden, beklagen vor allem die Einschränkung sozialer Kontakte. Die meisten Versuche, den Rhythmus zu ändern, bleiben ohne Erfolg. Wenn die Betroffenen beispielsweise bewusst später ins Bett gehen, können sie trotzdem nicht länger schlafen, weil ihre innere Uhr auf frühes Aufstehen eingestellt ist. Eine wirksame Methode zur Behandlung des Syndroms der vorverlagerten Schlafphase stellt die Therapie mit Tageslicht

dar. Dabei setzen sich die Betroffenen in Absprache mit dem Arzt am späten Nachmittag und möglichst auch am frühen Abend bewusst dem Tageslicht aus. Da helles Licht die Steuerung des Schlaf-Wach-Rhythmus beeinflusst, können auf diese Weise sowohl die einsetzende Schläfrigkeit am Abend als auch das Erwachen am Morgen verzögert werden.

Schlafwandeln

Lange Zeit war man der Ansicht, der Schlafwandler werde von seinem Traumgeschehen beherrscht und lebe seine Träume aus. Neuere Untersuchungen bestätigen das nicht. Registrierungen im Schlaflabor zeigten, dass Schlafwandeln im Tiefschlaf (Stadium 3 und 4) beginnt, in welchem Traumerlebnisse selten sind. Der Schläfer bleibt während kürzerer Schlafwandelepisoden in diesem Schlafstadium, während sich bei längeren Episoden das EEG in Richtung auf ein Einschlaf- oder Wach-EEG ändert. Intensität und Dauer von Schlafwandelereignissen können sehr unterschiedlich sein. Bei kurzen Episoden sitzt der Schläfer lediglich im Bett auf, murmelt einige unverständliche Worte und legt sich sogleich wieder hin. Bei längeren Episoden steigt er aus dem Bett, geht im Zimmer umher oder zieht sich sogar an. Seine Augen sind dabei gewöhnlich offen, der Gesichtsausdruck bleibt starr. Der Schlafwandler kann sehen, denn er weicht Möbeln oder anderen Hindernissen aus. Auf einfache Fragen kann er einsilbige Antworten geben. Oft legt er sich außerhalb des Bettes – beispielsweise in der Badewanne – nieder.

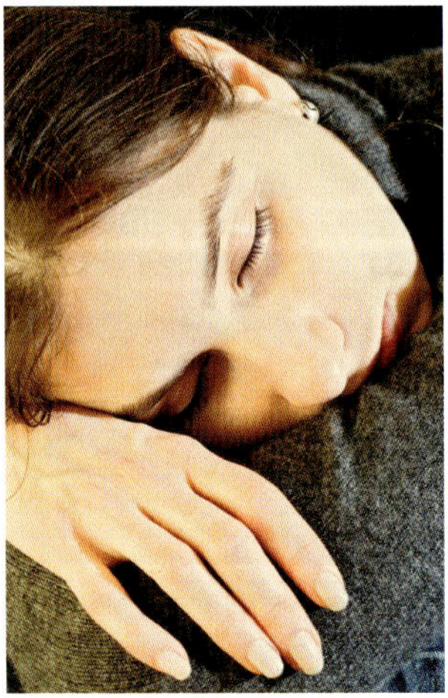

Ein weit verbreiteter Irrglaube ist, dass sich Schlafwandler mit „schlafwandlerischer Sicherheit" bewegen. Unfälle sind häufig, und die Verletzungsgefahr ist darum der bedrohlichste Aspekt dieses Zustands. Schlafwandler sind schon aus dem Fenster gestürzt, weil sie es vermutlich für die Tür hielten. Bei Kindern ist Schlafwandeln relativ häufig und kann sogar absichtlich hervorgerufen werden, indem man ein Kind im Tiefschlaf auf die Beine stellt. Obwohl die Ursache des Schlafwandelns noch ungeklärt ist, scheint diese Schlafstörung in bestimmten Familien gehäuft aufzutreten, so dass eine erbliche Veranlagung wahrscheinlich ist. In den meisten Fällen verschwindet das Schlafwandeln mit dem Erwachsenwerden von selbst.

Periodische Bewegungen der Gliedmaßen

Vermutlich haben die Hälfte aller über 65-Jährigen nachts Zuckungen in den Beinen, in manchen Fällen auch in den Armen. Diese Muskelzuckungen können sowohl sporadisch als auch mit großer Häufigkeit auftreten – in regelmäßiger Wiederholung ein- bis zweimal pro Minute über ein bis zwei Stunden. Bei dieser Schlafstörung wachen die Betroffenen in der Regel nicht auf, werden aber in ihrem Schlaf deutlich beeinträchtigt. Bei schwacher Ausprägung empfinden die Betroffenen keine Beeinträchtigung ihres Schlafes oder ihrer Leistungsfähigkeit am Tage. In leichteren Fällen klagen sie über Schlaflosigkeit und unruhigen Schlaf, in schweren Fällen über ausgeprägte Tagesschläfrigkeit. Kommen diese periodischen Beinbewegungen in Zusammenhang mit einem Schlafapnoe-Syndrom vor, so besteht die Chance, dass sie nach Einleitung einer CPAP-Therapie (oder anderer Maßnahmen) verschwinden. Treten sie unabhängig davon auf, kann ein Therapieversuch mit den Medikamenten, die auch beim „Syndrom der ruhelosen Beine“ helfen, unternommen werden.

Abnormes Verhalten im REM-Schlaf

Im REM-Schlaf – auch Traumschlaf genannt – ist der Körper normalerweise bewegungslos. Bei abnormem Verhalten im REM-Schlaf setzen die Betroffenen ihre Traumerlebnisse in Handlungen um. Da dies im unbewussten Zustand geschieht, unterliegen sie einer großen Verletzungsgefahr: Sie fallen über Möbel, brechen durch Fensterscheiben oder stürzen auf der Treppe. Da es sich dabei meistens um Männer über 50 Jahre handelt, liegt der Schluss nahe, dass das Alter eine wesentliche Rolle für diese Schlafstörung spielt. Mit dem Medikament Clonazepam kann der Traumschlaf verbessert und manchmal wieder normalisiert werden.

Bruxismus – Das nächtliche Zähneknirschen

Das nächtliche Zähneknirschen ist eine Folge fehlender Spannungsabfuhr am Tag. Bruxismus tritt häufiger bei Frauen auf und ist sehr schwer zu behandeln. Bissschienen von Zahnärzten sind bei dieser Störung häufig das einzige Mittel, Schäden an Zähnen zu verhindern sowie möglichst klein zu halten. Tägliche Entspannungsübungen können helfen. Sie bewirken, dass das bestehende Erregungsniveau abgebaut wird und nicht mehr nachts „gemahlen und verdaut“ werden muss.

Wie hilfreich sind Schlafmittel?

Schlafmittel gehören zu den meistgebrauchten Medikamenten. In den USA nehmen sechs bis neun Millionen erwachsene Personen Schlafmittel. Fast 40 Prozent sind über 60 Jahre alt, obwohl sie nur etwa 15 Prozent der Bevölkerung ausmachen. Mit dem Alter nimmt der Schlafmittelkonsum drastisch zu.

Die eigentlichen Schlafmittel gibt es erst seit etwas mehr als 100 Jahren. Natürlich wurde von jeher versucht, den Schlaf mit Elixieren und Drogen herbeizuführen, denn das Problem der Schlaflosigkeit ist so alt wie die Menschheit. Im Mittelalter wurden Schlafsalben, Schlafschwämme, Schlafumschläge und einschläfernde Pflaster verwendet, um Schlafstörungen zu behandeln, aber auch, um Patienten vor Operationen einzuschläfern. Der Alkohol wird seit Urzeiten als leicht zugängliches Schlafmittel gebraucht. Auch Opium, Haschisch sowie aus Nachtschattengewächsen hergestellte Präparate wurden früher häufig bei Schlafstörungen verschrieben. Die ersten „echten" Schlafmittel waren Chloralhydrat und Paraldehyd, die in den letzten zwei Jahrzehnten des 19. Jahrhunderts zur Anwendung kamen und auch heute noch unter den Schlafmitteln figurieren.

Die synthetischen Schlafmittel

Barbiturate

Die Barbitursäure wurde erstmals im Jahre 1864 von Adolph von Baeyer aus Harnstoff und Malonsäure hergestellt. Barbiturate wurden zu Beginn des 20. Jahrhunderts in der Medizin als Schlafmittel eingeführt und fanden enorme Verbreitung. Von den mehr als 2 500 auf chemischem Weg hergestellten Barbituraten kamen etwa 50 Präparate in der Medizin zur Anwendung. Während der ersten Hälfte des 20. Jahrhunderts waren die Barbiturate die am meisten verwendeten Schlafmittel. Obwohl sie

sich als wirksame, zuverlässige Präparate erwiesen hatten, war ihre Anwendung auch mit Nachteilen und Risiken verbunden: Schon bei einer zehnfachen Überdosis kann es zu einer schweren Vergiftung kommen, die sich anfangs als rauschähnlicher Zustand und dann als tiefe Bewusstlosigkeit äußert. Atemtätigkeit und Kreislauf sind besonders beeinträchtigt. Ein Schocksyndrom mit Versagen der Lungen- und Nierenfunktion sowie Unterkühlung sind gefürchtete Komplikationen. Im Jahr 1963 wurden in den USA zehn Prozent aller Selbstmorde mit Barbituraten ausgeübt. Mit dem rückläufigen Gebrauch dieser Medikamente ist die durch Barbiturate verursachte Selbstmordquote stark zurückgegangen.
Barbiturate können, wie andere Schlafmittel auch, eine körperliche Abhängigkeit (Sucht) erzeugen. Die Substanzen werden gelegentlich zusammen mit Opiaten eingenommen, um deren rauscherzeugende Wirkung zu steigern. Das plötzliche Absetzen des Mittels kann bei einem Barbituratsüchtigen zu schweren, mitunter lebensgefährlichen Entzugserscheinungen führen.

Benzodiazepine

Die Benzodiazepine haben unter den Schlafmitteln heute jene Vorzugsstellung, die ein halbes Jahrhundert den Barbituraten vorbehalten war. Diese neue Klasse von Medikamenten wurde Anfang der 1960er-Jahre zuerst als Tranquilizer eingeführt (Librium und Valium waren die bekanntesten Präparate) und fand rasch weltweite Verbreitung. Erst nach mehreren Jahren wurde man gewahr, dass die beruhigende Wirkung der Benzodiazepine auch zur Schlafförderung genutzt werden kann. Im Vergleich zur Anwendung von Barbituraten und anderen älteren Schlafmitteln war die Einführung der Benzodiazepine ein erheblicher Fortschritt. Zwar kann es bei Überdosierung immer noch zu einer Vergiftung kommen und eine Abhängigkeit von diesen Mitteln ist ebenfalls möglich, doch sind beide Risiken viel weniger ausgeprägt als bei den älteren Schlafmitteln. Mit Benzodiazepinen sind selbst nach hoher Überdosis tödliche Vergiftungen selten. Doch auch diese Mittel sind gefährlich, vor allem wenn sie zusammen mit Alkohol oder anderen Psychopharmaka eingenommen werden. Grundsätzlich sind die Benzodiazepine wirksame Schlafmittel, die zur Schlafförderung erforderliche Dosis ist im Allgemeinen zehn- bis hundertmal kleiner als bei den früher verwendeten „klassischen" Mitteln.

Teufelskreis Schlaftabletten

Bevor Sie zu einem Schlafmittel greifen, versuchen Sie, die Ursachen für Ihr Schlafproblem zu ergründen. Möglicherweise lässt es sich leicht beheben.

Bei der Einnahme von Schlafmitteln sollten Sie unbedingt folgende Punkte beachten:

- Schlafmittel behandeln das Symptom, nicht die Ursache der Schlafstörung.
- Schlafmittel sollten ohne ärztliche Aufsicht nie länger als eine Woche eingenommen werden, da Schlafmittel leicht zu Abhängigkeiten führen.
- Wenn Sie nicht auf eine gelegentliche Einschlafhilfe verzichten wollen, kaufen Sie möglichst nur kleine Packungen.
- Beachten Sie die Nebenwirkungen und Warnhinweise auf dem Beipackzettel.

Der Wirknachweis von Schlafmitteln

Man weiß schon lange, dass bestimmte Patienten auch auf ein Placebo ansprechen. Um dem Rechnung zu tragen, wird ein Schlafmittel in einem sogenannten Doppelblind-Verfahren mit einem Placebo-Präparat verglichen. Das bedeutet, dass neben der Prüfsubstanz in einer unvorhersehbaren Abfolge auch das genau gleich aussehende Placebo-Präparat verabreicht wird. Weder Versuchsperson noch Versuchsleiter wissen bis zum Abschluss der Untersuchung, welches Mittel wann zur Anwendung kommt. Stellt man bei dieser Versuchsanordnung einen Unterschied zwischen Placebo und Pharmakon fest, wird daraus gefolgert, dass dieser Unterschied der pharmakologischen Wirkung des Mittels zuzuschreiben ist.

Wie wird die Wirksamkeit eines Schlafmittels im konkreten Fall überprüft? Hier kann man sowohl die Selbstbeurteilung der Versuchsperson

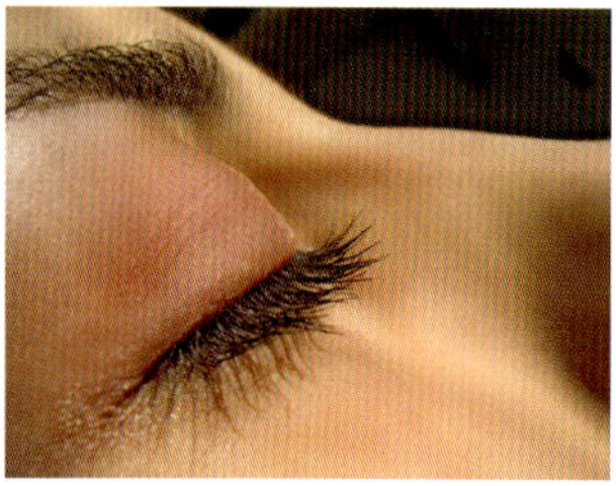

oder des Patienten in Betracht ziehen sowie den Schlafvorgang mit Messmethoden registrieren. Am Morgen nach dem Erwachen wird der Proband aufgefordert, seinen Schlaf auf einer Skala einzustufen, deren Endpunkte als „ruhig – unruhig", „tief – oberflächlich" oder „sehr erholsam – wenig erholsam" bezeichnet sind. Durch eine Markierung gibt die Versuchsperson an, in welche Richtung der Schlaf nach Einnahme des Mittels vom üblichen Schlaf abgewichen ist. Zur Auswertung wird lediglich die Länge der unterteilten Skala gemessen. Dieses so einfache und vielleicht unpräzise erscheinende Messverfahren hat sich als ein sehr empfindliches Messinstrument bewährt, mit dem selbst nach kleinen Dosen von Schlafmitteln subjektive Veränderungen des Schlafes nachgewiesen werden. Schlafmittel bewirken nicht nur einen subjektiv ruhigeren Schlaf, sondern verringern auch die objektiv gemessene nächtliche Bewegungsaktivität.

Genaue Aussagen über die Wirkung von Schlafmitteln lassen sich im Schlaflabor machen. Allerdings muss die hohe Aussagekraft solcher Verfahren mit einem erheblichen Versuchsaufwand erkauft werden. Die Hauptvorteile liegen einerseits in einer eindeutigen Unterscheidung zwischen Schlafen und Wachen und andererseits in der Möglichkeit, die Wirkung von Schlafmitteln auf die Schlafstadien zu untersuchen. Es sind vor allem drei Messgrößen, die die Wirksamkeit eines Schlafmittels belegen:

- Ein wirksames Präparat verringert die Einschlaflatenz (die Zeit bis zum Einschlafen).
- Es verringert die Häufigkeit und Dauer des Erwachens in der Nacht.
- Es verlängert die Gesamtschlafzeit.

Je nachdem, wie schnell die hypnotische Wirkung eintritt und wie lange sie anhält, fördert das Mittel vor allem den Schlaf in der ersten („Einschlafmittel") oder in der zweiten Nachthälfte („Durchschlafmittel").

Schlafmittel und Schlafstadien

Ein ideales Schlafmittel soll einen Schlaf bewirken, der sich vom natürlichen physiologischen Schlaf in nichts unterscheidet. Leider gibt es dieses ideale Medikament nicht, denn alle heute verwendeten Mittel verändern die Schlafstadien und das EEG. In den 1960er-Jahren beobachtete der schottische Psychiater und Schlafforscher Ian Oswald, dass die Barbiturate die Gesamtdauer des REM-Schlafes vermindern. In einer Untersuchung wurde der REM-Schlafanteil am Gesamtschlaf von normal 20 bis 25 Prozent auf zehn bis 15 Prozent reduziert. Nach Absetzen des Mittels kommt es zu einem sogenannten REM-Schlaf-Rebound (überschießende Gegenreaktion), wobei der Anteil des REM-Schlafes während einiger Tage über den Normalwert steigt (zum Beispiel auf 30 bis 40 Prozent). Anfang der 60er-Jahre herrschte die Meinung vor, dass die mit dem REM-Schlaf in Verbindung stehenden Traumvorgänge für die Erholung im Schlaf wichtig seien. Diese Ansicht, die sich in späteren Untersuchungen nicht bestätigt hat, trug maßgeblich dazu bei, dass der den REM-Schlaf unterdrückenden Wirkung von Schlafmitteln besonders nachteilige Folgen zugeschrieben wurden. Die pharmazeutischen Firmen überboten sich mit Behauptungen, dass ihr Mittel den REM-Schlaf überhaupt nicht oder zumindest weniger als das Konkurrenzpräparat

beeinflusse. Genauere Untersuchungen zeigten bald, dass Schlafmittel nicht nur den REM-Schlaf unterdrücken, sondern auch den Tiefschlaf reduzieren. Gerade bei den Benzodiazepinen wurde die Tiefschlafreduktion oft beobachtet. Im Unterschied zur Wirkung auf den REM-Schlaf kommt es jedoch nach Absetzen des Mittels nicht zu einem Rebound, sondern zu einer allmählichen Normalisierung des Tiefschlafes.
Es darf nicht vergessen werden, dass die Schlafstadien-Analyse nur eine mögliche Art der Beurteilung von Schlaf darstellt. Ob die Verlängerung oder Verkürzung verschiedener Schlafphasen gleichbedeutend mit einer Verminderung der Schlafqualität ist, ist keinesfalls endgültig bewiesen.

Die Nachwirkungen

Schlafmittel sollten den Schlaf in der Nacht begünstigen, den Wachzustand am Tag jedoch nicht beeinflussen. Das ist häufig nicht der Fall, eine Leistungsverminderung am nächsten Tag ist möglich. Solche Nachwirkungen sind häufig belanglos, können aber wichtig werden, wenn Tätigkeiten mit hoher Konzentration und Aufmerksamkeit erforderlich sind. Wegen der anhaltenden leichten Tranquilizer-Wirkung nehmen die Patienten eine solche Leistungsabnahme selbst nicht wahr und überschätzen ihre eigenen Fähigkeiten. In Finnland wurden beispielsweise bei Verkehrsunfällen bei einem relativ hohen Prozentsatz der Fahrer Benzodiazepine im Blut festgestellt. Nachwirkungen von Benzodiazepinen können nicht nur tagsüber andauern, sondern noch in der folgenden Nacht nachgewiesen werden.
Eine andersartige Nachwirkung von Schlafmitteln wurde vor einigen Jahren erstmals beschrieben: Besonders bei kurz wirkenden Mitteln kann es nach Absetzen des Medikaments zu einer vorübergehenden Verschlechterung des Schlafes kommen, ein Phänomen, das als „Rebound-Insomnie“ bezeichnet wird. Es ist, als ob sich das Gehirn an das während längerer Zeit eingenommene Schlafmittel gewöhnt hat

und nach plötzlichem Absetzen mit Entzugserscheinungen reagiert. Der Schlaf wird dabei vorübergehend unruhiger und oberflächlicher. Folglich greifen Patienten wieder zur Tablette, um die Schlafstörung zu beheben, und kommen nicht vom Schlafmittel los. Eine allmähliche Reduktion der Dosis kann helfen, diese unangenehme Nachwirkung zu verhindern. Da mit fortschreitendem Alter Schlafstörungen häufiger werden, nimmt auch der Gebrauch von Schlafmitteln zu. Ältere Menschen reagieren oft empfindlich auf diese Medikamente, und die Nachwirkungen sind ausgeprägter: Gleichgewichtsstörungen, Verwirrtheit und Gedächtnislücken können auftreten.

Die Dauer der Einnahme

Je kürzer die notwendige Einnahme, desto günstiger. Eine tägliche Einnahme über ein bis zwei Wochen ist vertretbar, über zwei bis vier Wochen eine „Grenzzone“, darüber hinaus problematisch. Spätestens nach drei Monaten muss eine Schlafmittel-Behandlung abgeschlossen sein, wobei das Ausschleichen nicht ohne Schwierigkeiten geschieht. Ein Kompromiss kann, eine enge Arzt-Patient-Zusammenarbeit vorausgesetzt, eine sogenannte Intervalltherapie oder auch kontrollierte Bedarfsintervalltherapie sein. Dabei beschränkt man sich auf bestimmte Einnahmezeiten und schleicht dann wieder aus. Dieses Verfahren muss aber trainiert werden. Damit will man vermeiden, dass sich das subjektive Gefühl eines schlechten Schlafes sofort mit dem Griff zur Tablette verbindet.

Die „natürlichen“ Schlafmittel

Pflanzliche Präparate

Präparate pflanzlichen Ursprungs, die zum Inventar der Volksheilkunde gehören, werden vielfach als Naturmittel angepriesen. Ihre Anwendung bei Schlafstörungen ist oft mit der Vorstellung verknüpft, diese Präparate bewirkten einen natürlicheren Schlaf als die auf chemischem Wege hergestellten Medikamente. Solche Ansichten beruhen selten auf wissenschaftlich gesicherten Erfahrungen. Baldrian-Präparate gehören zu den am meisten verbreiteten Mitteln. Trotz ihrer großen Beliebtheit sind ihre Wirkungen aber noch wenig untersucht. Baldrian-Präparate verkürzen die Zeit bis zum Einschlafen und verbessern die Schlafqualität. Nachwirkungen am nächsten Tag werden nicht festgestellt.

L-Tryptophan

L-Tryptophan ist eine Aminosäure (das heißt ein Baustein von Eiweißen), die mit der Nahrung täglich in Mengen von 0,5 – 2 g aufgenommen wird. Seit Jahren gibt es Berichte, die auf eine schlaffördernde Wirkung von L-Tryptophan hinweisen. Diese Substanz ist bestenfalls ein schwaches Schlafmittel. In neueren Untersuchungen an Schlafgestörten wurde festgestellt, dass eine Schlafmittelwirkung erst nach einer mehrtägigen Einnahme auftrat. Es ist möglich, dass eine begrenzte Gruppe der Bevölkerung auf L-Tryptophan anspricht.

Alkohol

Alkoholische Getränke gehören zu den beliebtesten Hausmitteln gegen Schlafstörungen. Obwohl „harte Daten“ fehlen, ist doch anzunehmen, dass ein „Schlummertrunk“ in vielen Fällen das Einschlafen begünstigt. Kleine Mengen von Alkohol wirken zu schwach zur Behandlung ernsthafter Schlafstörungen. Erhöht man die Dosis, nimmt die Wirkung zwar zu, doch bleibt sie meistens trotzdem auf die erste Nachthälfte beschränkt. Außerdem verschlechtert sich die Schlafqualität, die erforderlichen Tiefschlafphasen werden nicht erreicht und Katersymptome gehören zu den bekannten und unerwünschten Nachwirkungen.

Wichtiger Hinweis
Schlafmittel sind wirksame Medikamente, die die Schlafregulation und andere Gehirnfunktionen beeinflussen. Sie sollten deshalb nicht leichtfertig einge-nommen werden, sondern nur, wenn eine erwiesene Notwendigkeit besteht.
Man sollte den Gebrauch auf eine möglichst kurze Zeitdauer beschränken. Auch aufgrund der Erfahrung, dass bei einer längeren Anwendung die Wirksamkeit nachlässt.

Schlafmittel als Notlösung

In manchen Fällen ist der Einsatz von Schlafmitteln unumgänglich. Keinesfalls sollten eigenständig Schlafmittel eingenommen werden. Das ist längerfristig eher schädlich. Viele Schlafmittel sind hochwirksame Medikamente, die nur bei exakter Indikationsstellung durch einen Arzt Sinnvolles bewirken können. In der Öffentlichkeit sowie in den Medien wird vor der Anwendung von Schlaf- und Beruhigungsmitteln gewarnt. Diese Warnungen beziehen sich oft auf die Gefahr einer potenziellen Abhängigkeit von diesen Präparaten. Neben dieser Gefahr besteht auch das Risiko des unerwünschten Eingriffs in den natürlichen Tag-Nacht-Rhythmus. Es bestehen erhebliche Risiken in der Schwangerschaft, außerdem ist die Unfallgefahr im Straßenverkehr und beim Bedienen von gefährlichen Maschinen erhöht.

Anforderungen an ein „ideales" Präparat

- Der natürliche Schlaf und seine biologischen Prozesse sollten nicht beeinflusst werden.
- Die Belastung für den Stoffwechsel sollte möglichst gering sein.
- Das Abhängigkeitspotenzial sollte so gering wie möglich sein.
- Es sollte nur eine geringe Ansammlung im Körper stattfinden.
- Am nächsten Morgen sollte es möglichst keinen Wirkungsüberhang geben.
- Bei plötzlichem Absetzen sollten keine Probleme auftreten.
- Es sollte nur wenig Nebenwirkungen geben.
- Die Wechselwirkungen mit anderen Medikamenten sollten so gering wie möglich sein.

Dennoch sind Medikamente zur Unterstützung in bestimmten Situationen erforderlich, um größeren Schaden zu verhindern oder um kurzzeitige Hilfe zu geben.

Es besteht für alle eine schleichende Gefahr

- der Gewöhnung an das Schlafmittel/Medikament,
- der sinnlosen Dosissteigerung bei nachlassender Wirkung,
- von Entzugssymptomen bei Absetzen des Präparates.

Die Abhängigkeit

Bereits nach wenigen Wochen kann bei einer regelmäßigen Einnahme von Schlafmitteln eine folgenschwere Abhängigkeit entstehen, die oft von den Betroffenen zu spät erkannt wird. Die wichtigsten Anzeichen einer Schlafmittelabhängigkeit:

- Sie nehmen die Tabletten schon länger und in höheren Dosen als beabsichtigt.
- Sie haben erfolglos versucht, die Einnahme zu verringern oder ganz auszusetzen.

- Sie verwenden einiges an Zeit für die Beschaffung.
- Sie fühlen sich in Ihrem täglichen Leben durch die Tabletten beeinträchtigt.
- Ihre Aktivitäten im Freundeskreis und Ihre Berufstätigkeit leiden unter der Einnahme der Tabletten. Dennoch nehmen Sie sie weiterhin ein.
- Sie haben körperliche Probleme durch die Droge.
- Sie bekommen Entzugserscheinungen wie Angst- und Erregungszustände, Schweißausbrüche, Zittern oder Durchfall, wenn Sie keine Tabletten nehmen.
- Sie bekämpfen diese Entzugserscheinungen mit den Tabletten.

Entzugsbehandlungen sollten immer unter ärztlicher Aufsicht durchgeführt werden. Wichtig ist nicht nur, die Sucht zu bekämpfen, sondern auch begleitende Maßnahmen wahrzunehmen. Zu ihnen gehören:

- Einbeziehung der Lebenspartner und Angehörigen,
- Entspannungs- und Selbstsicherheitstraining,
- sinnvolle Freizeitgestaltung,
- Teilnahme an einer Selbsthilfegruppe.

Der Weg zum besseren Schlaf

Was kann man gegen Schlafstörungen unternehmen? Soll man den Arzt aufsuchen oder auf eigene Faust Maßnahmen ergreifen? Sind Schlafmittel die einzig wirksame Lösung oder gibt es noch andere Möglichkeiten? Führen Schlafstörungen zu gesundheitlichen Schädigungen? Wenn der Schlaf während ein bis zwei Nächten gestört ist, reagieren manche Leute mit Sorge und Angst und befürchten nachteilige gesundheitliche Auswirkungen. Diese Befürchtungen sind unbegründet. Kurz dauernde, gelegentlich auftretende Schlafstörungen kommen bei den meisten Menschen vor und bedürfen keiner speziellen Behandlung, da sie gewöhnlich von selbst verschwinden. Auch die sich ergebende Verkürzung der Schlafdauer hat keine ernsthaften Auswirkungen auf Befinden oder Gesundheit.

Die wichtigsten Schlaftipps

Liegen Sie nachts oft wach? Wachen Sie morgens zu früh auf oder schlafen Sie schlecht ein? Wenn Sie die folgenden Tipps beherzigen und in Ihrem Tages- und Nachtablauf berücksichtigen, kehrt bei Ihnen nachts wieder Ruhe ein.

1. Gehen Sie möglichst häufig zur gleichen Zeit ins Bett und stehen Sie zur gleichen Zeit auf. Guter Schlaf braucht einen Rhythmus.
2. Legen Sie sich nur dann ins Bett, wenn Sie wirklich müde sind. Sich ins Bett zu legen, wenn man noch nicht müde ist, garantiert keinen Einschlaferfolg. Die Gefahr, dass es wieder nicht klappt, ist viel zu groß.
3. Verzichten Sie auf einen Mittagsschlaf.
4. Nutzen Sie das Bett nur zum Schlafen und für Sex. Verweilen Sie nicht länger im Bett als nötig, um danach ausgeruht zu sein. Verzichten Sie auf Radio oder Fernsehen im Schlafzimmer, denn eine solche Ablenkung gefährdet die innere Kopplung von Bett und Schlaf.

5. Fachbücher oder Horrorbücher sind keine geeignete Schlaflektüre. Jeder Druck und Stress verhindert das Einschlafen.
6. Genießen Sie Alkohol nur in geringen Mengen – und besser zwei bis drei Stunden vor dem Schlafengehen als Hilfe zur Entspannung. Diese Vorgehensweise fördert den normalen Schlaf, wenn der Alkohol bereits abgebaut ist. Alkohol nimmt dem Schlaf die Erholungswirkung.
7. Lärmbelästigung führt zu einer starken Beeinträchtigung des Nachtschlafes. Selbst ohne Erwachen kann Lärm zu einer Störung in den Schlafphasen führen. Wachsohrkügelchen wie Ohropax werden von manchen Menschen schlecht vertragen, besser sind zugeschnittene Polymerweichschaum-Kunststoffröllchen wie Hansaplast-Lärmstopp oder andere spezielle Ohrstöpsel. Etwas weniger wirksam, manchmal aber auch weniger störend, ist Gehörschutzwatte.
8. Regelmäßiges körperliches Training sollte am Vormittag oder Nachmittag stattfinden und nicht in den letzten drei Stunden vor dem Schlafengehen. Untätigkeit fördert Schlafstörungen, körperliche Ermüdung fördert den Schlaf. Geistige Aktivitäten zu später Stunde können die gefürchtete Kombination von „müde und überdreht" herbeiführen. Auch körperliche Überforderung kann die gleichen Folgen nach sich ziehen.
9. Lässt sich die Überforderung für einige Zeit nicht umgehen, empfiehlt sich der Einsatz von Entspannungsverfahren, wie beispielsweise autogenes Training.
10. Ein kühles, gut gelüftetes und verdunkeltes Schlafzimmer sowie ausreichend Frischluft fördern den Schlaf. Ideal ist eine Raumtemperatur von etwa 15 – 17 °C für Erwachsene.
11. Früherwachen kann ein Symptom einer schweren Depression sein. Dann muss diese speziell behandelt werden. Wenn sich aber keine Ursache dafür findet, versuchen Sie, später ins Bett zu gehen. Wer

kontinuierlich etwas später das Bett aufsucht, beispielsweise jeden Tag 15 Minuten, wird nach und nach auch sein Früherwachen in Richtung der erwünschten Uhrzeit verlegen.

12. Bei Einschlafstörungen kann es helfen, regelmäßig immer etwas früher aufzustehen und so die Nachtschlafzeit zu verkürzen. Dies ist anfangs zwar etwas lästig, aber durch den erhöhten Schlafdruck verbessern sich die Einschlafstörungen dauerhaft. Es macht keinen Sinn, stattdessen den Mittagsschlaf auszudehnen.
13. Durchschlafstörungen: Das Wichtigste ist die persönliche Einstellung. In der Regel handelt es sich um kurzfristige Schlafunterbrechungen. Wer gelernt hat, diese Situation hinzunehmen oder das Beste daraus zu machen, hat mehr getan, als nur für sein Wiedereinschlafen zu sorgen. Als Grundsatz gilt: Wer den Schlaf erzwingen will, verscheucht ihn durch diese Anstrengung.
14. Sehen Sie nachts nicht auf den Wecker. In Schlaflaboruntersuchungen überschätzen viele Patienten ihre Wachzeit nachts erheblich.
15. Ein- und Durchschlafschwierigkeiten, die nur wenige Tage andauern, werden häufig durch Aufregung oder Stress verursacht. Viele schlafen von Sonntag auf Montag aus Angst vor der anstrengenden Woche schlecht. Diese Schlafstörungen richten keinen Schaden an und regulieren sich von alleine.
16. Man sollte weder hungrig noch mit einem zu vollen Bauch schlafen gehen. Es gibt Menschen, die, wenn sie nachts erwachen, etwas essen oder trinken müssen. Man sollte es bei kleinen Mahlzeiten belassen.
17. Fast alle Menschen benötigen eine „Zwischenzeit", die den Stress des Tages von der Regeneration der Nacht trennt.
18. Nicht nur für Kleinkinder ist es sinnvoll, das Schlafengehen zu einem zwanglosen Ritual auszubauen.

19. Menschen, die unter chronisch kalten Füßen leiden und dadurch keinen Schlaf finden, sollten Wechselbäder für die Füße oder temperaturansteigende Fußbäder mit einschleichendem Wärmereiz versuchen.
20. Man kann nur sehr begrenzt „auf Vorrat" schlafen. In der Regel funktioniert dies deshalb nicht, weil das Vorschlafen mit einem Erwartungsdruck verbunden ist, der das Einschlafen meist zuverlässig verhindert.
21. Verlängerter Schlaf ohne vorhergehenden Schlafmangel führt häufig zu einem unangenehmen lethargischen Zustand, der nicht selten mehrere Stunden anhält. Es empfiehlt sich, den Schlaf nicht zu sehr auszudehnen, zumal man schlecht „auf Vorrat" schlafen kann.
22. Ein Schlafdefizit kann durch relativ wenig Zusatzschlaf kompensiert werden. Nach einer durchwachten Nacht beträgt die Schlafdauer des Erholungsschlafes keineswegs 16 Stunden, sondern allenfalls zehn oder elf Stunden. Der Schlaf ist in diesem Fall „intensiver".
23. Selbstverständlich sollte man nicht in einem ungemütlichen Bett mit durchgelegener Matratze und zu kurzer Bettdecke schlafen. Achten Sie daher auf eine gute Matratze und einen guten Lattenrost, und lassen Sie sich im Fachhandel eingehend beraten. Übrigens kann man hier wirklich am falschen Ende sparen.

Die Autoren

Dr. med. Guido Ern, Jahrgang 1965, Facharzt für Innere Medizin, Lungen- und Bronchialheilkunde, Allergologie, Schlafmedizin. 1986 bis 1992 Studium der Humanmedizin an der Heinrich-Heine-Universität in Düsseldorf, Approbation zum Arzt 1992, Promotion 1993. Ausbildung zum Facharzt für Innere Medizin von 1993 bis 1994 in der Klinik für Pneumologie, Allergologie und Schlafmedizin des Florence-Nightingale-Krankenhauses in Düsseldorf-Kaiserswerth und von 1995 bis 1998 in der Abteilung für Innere Medizin des Krankenhauses der Augustinerinnen in Köln, Schwerpunkt Schlafmedizin.
Spezialisierung zum Facharzt für Lungen- und Bronchialheilkunde und Erwerb der Zusatzbezeichnung Allergologie von 1999 bis 2002. Ausbildung zum leitenden Notarzt von 1995 bis 1999. Zertifizierung als Somnologe (AfaS 2005) und Zusatzbezeichnung Schlafmedizin 2006.
Gesundheitsexperte der Gesundheitsvorsorge.de für den Bereich „Asthma und Allergie" seit 2002. Pneumologischer Arbeitskreisleiter in Gelsenkirchen seit 2003. Autor und Referent von Forum Lunge seit 2004.
Dr. Fischbach, Jahrgang 1956, ist Internist und praktiziert in einer Privatpraxis im Kölner Süden. Ganz bewusst konzentrierte er sich in seiner Entwicklung nicht auf einen Schwerpunkt. Er versteht sich als Generalist und legt großen Wert auf einen ganzheitlichen Betreuungsumfang. Das Gesundheits- oder Krankheitsmanagement seiner Patienten erfolgt sehr persönlich unter Zuhilfenahme eines umfassenden Netzwerkes, in dem sich viele namhafte Spezialisten befinden. Die Betreuung endet zum Beispiel nicht an der Krankenhaustür.
Vor seiner Niederlassung war er mehrere Jahre als Oberarzt in einer Kölner Klinik tätig.
Seit 1999 ist Dr. Fischbach Vorstand der Qualimedic.com AG. Die Qualimedic ist ein Arztunternehmen, das Patienten auf verschiedenen Plattformen im Internet berät.